あなたの大切な目を守る40の方法

いつも使っているコンタクトレンズのことを、あなたはほとんど知らないかもしれない

コンタクト社長
吉田忠史（著）
眼科医
河内敏（監修）

アスコム

はじめに

これまでの人生を思い出してみてください。

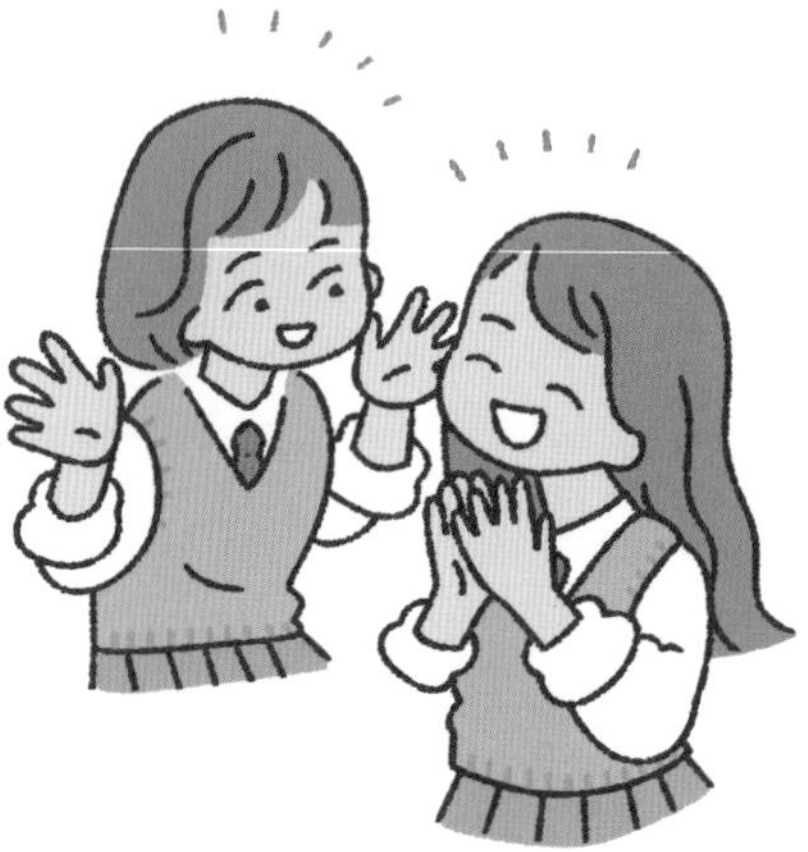

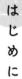

友人たちと無邪気に笑い合った日々、
ちょっとしたすれ違いから
親とケンカをした夜、
心が打ち震えるような
美しい風景と出合った瞬間、

悔しくて泣きじゃくったあのとき、
胸のときめく出会い、悲しい別れのとき、
大切なものができた喜びをかみしめているとき。
愛する人の笑顔や優しいまなざし。

その多くの思い出は、
コンタクトレンズ（以下コンタクト）越しに
見た世界だったのではないでしょうか。

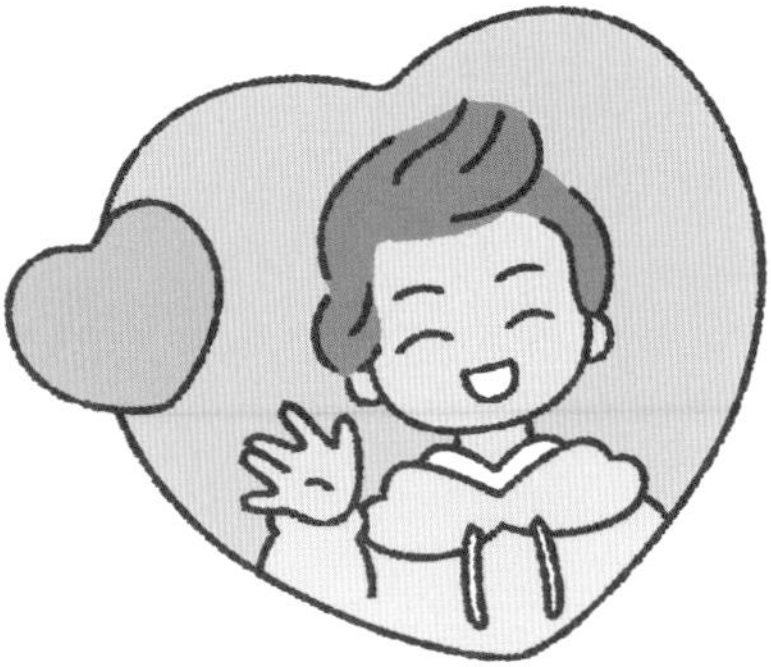

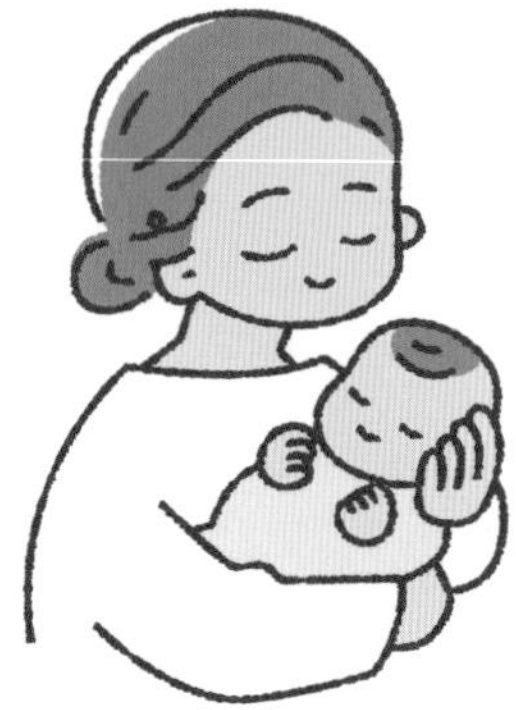

今、この本を手に取っている
コンタクト愛好者の皆さんは、
人生の多くの時間をコンタクトと
ともに歩んできたと思います。

コンタクトがなかったら
ぼやけていた世界が、
コンタクトによって
思い出はより一層色鮮やかに、
心に刻まれているのではないでしょうか。

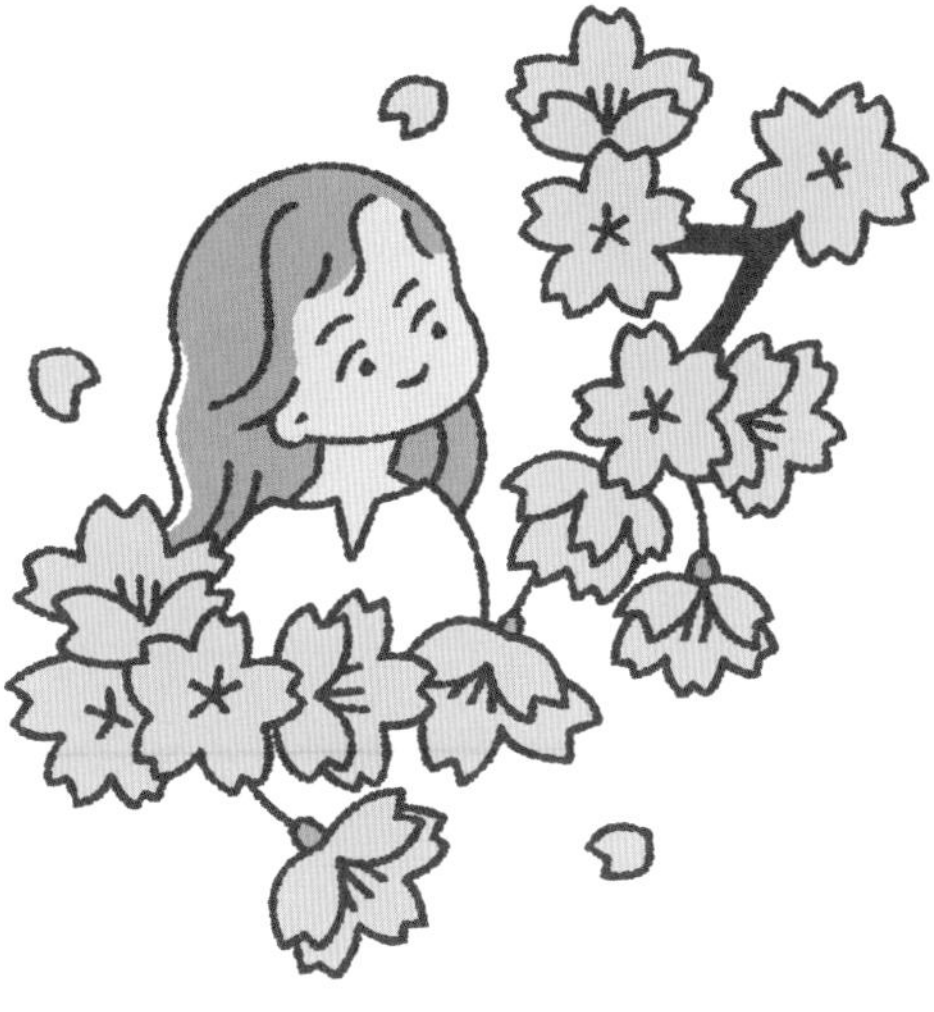

長い時間をともに過ごし、

人生に、
大切な役割を担ってくれている存在。

それがコンタクトです。

ですが、そんなコンタクトのことを、
あなたはどれだけ
知っているでしょうか。

次の３つのクイズ、あなたは答えられますか？

Q1

コンタクトは
何からできているでしょう

Q2

コンタクトは、なぜ簡単に
目からはずれないのでしょうか

Q3

コンタクトの語源は？

全問答えられたという人は少ないと思います

（答えは本書に書かれています）。

毎日使っているのに、

意外とコンタクトについて知らないのです。

「いやいや、そんなこと知っていても、

別に見えればいいでしょ」

そう思われた方もいらっしゃるのではないでしょうか。

しかし、関心が薄くなると、

扱いがぞんざいになってしまうのは、

人間関係も、ものの扱いも一緒。

度数が合えば、どのコンタクトも一緒と考えている方。
衣服は流行を意識して、新しいものを買うのに、
コンタクトは5年、同じものを使っているという方。
自分が1日に何時間コンタクトをつけているかわからない。
そんな方々も少なくないように感じます。
これらの知識は、
見え方にも大きく関わってくる知識です。

自分に合ったコンタクトを選ぶこと、
コンタクトの正しい使い方を知ることは、
人間の臓器で唯一むき出しになっていて
とても傷つきやすい「目」を守ることにつながります。

「目」を守ることは、
色鮮やかな人生を守ることに
つながります。

本書では、コンタクトのいい点だけでなく、
欠点も踏まえたうえで、

楽しく、正しく使うための基礎的な知識、
そして、コンタクトについての
ちょっとマニアックな情報もまとめてみました。

「コンタクトマニア」を自称する人間として、
コンタクトについてちょっと興味を持ってくれることに、
本書があなたの目を守ることに、
そして、快適で楽しいコンタクトライフを
送ることの一助となれたら幸いです。

コンタクト社長
吉田忠史

Contents

Part 2

コンタクト選びのトリセツ

Part 3 コンタクトライフをもっと快適に！

Part 4
コンタクトとパフォーマンスの関係

Part 5

コンタクトの都市伝説

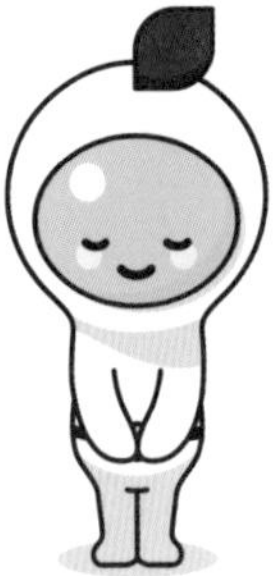

レンズアップル
公式キャラクター「レン」

本書に掲載されている情報は、
注釈が記載してあるものを除いて、
2024年４月現在のものになります。
一部情報が現状とは異なる場合があります。

Part 1

後悔しないコンタクトライフを送るために知っておかなければならないこと

1

長年コンタクトを使っている人がよく間違っていることとは？

突然ですが、コンタクトライフを今楽しんでいる皆さんにお聞きしたいことがあります。

今、お使いのコンタクトは、いつから使っていますか？

さまざまなコンタクトユーザーに話を聞いていると、「特に困っていないから、最初に勧められたものを何年も使っている」など、**度数は都度変えても、同じ商品のコンタクトを使っている人が非常に多い**ように感じています。

逆にｉＰｈｏｎｅの新機種が出るたびに最新のものに取り換えている人やファッションの流行を追って、毎シーズン新しい服を購入している人が一定数いるにもかかわらず、「最新のコンタクトが出たから試してみた！」

という人は、まず見かけたことがありません。

なかには、10年同じコンタクトを使い続けているという、一途な人もいました。

「別に、よく見えているし」

「慣れているもののほうが安心」

確かに不具合がなければ問題ないかもしれませんが、長年同じコンタクトを使い続けることで、もっと快適なコンタクトライフを送るチャンスを自ら逃している可能性があります。

なぜなら、**私がこの業界に入り13年。その間だけでも技術開発が進み、コンタクトはかなり品質が高くなっている**からです。

車にたとえるなら、エアコンもなく、ハンドルを回して窓を開けていたのが、エアコンやパワーウィンドウが標準装備で、iPadなどを車載《しゃさい》モニターにできちゃう、というくらいの進歩です。

たとえば、ソフトコンタクトは目の形に密着させることで装着感をよくしています。

一方で密着しているがために、十分な酸素が通らず、目にはあまりよくないコンタクトと思われていました。

そのため、「目の健康を考えるなら、酸素をよく通すハードコンタクト」とよくいわれていました。

しかし、ソフトコンタクトの進歩はめざましく、**今は、昔に比べてより多くの酸素がレンズを通過するような素材が使われるようになっている**のです。

なかには黒目にあたる部分がハードコンタクトのように酸素を通す素材、その周囲はつけ心地を重視したやわらかい素材という組み合わせにすることで酸素を通しながらも、装着感もいいというハイブリットタイプも出てきています。

もちろん合う、合わないは個人差があるので、一概には言えないかもしれませんが、せっかくよりよい商品が存在し、もっと目に優しいコンタクトライフが過ごせる可能性があるのに、それを試さないのは、非常にもったいないです。

コンタクトの技術は日進月歩。今まさにこの瞬間にもあなたにぴったりなものが開発されているかもしれません。

また、**企業努力で、価格をできる限り抑えているブランドもあり、性能は変わらなくても、値段が今よりも安くなるというケースも出てくる**かもしれません。

5年以上替えていないという人は、「ハード」「ソフト」「1day」「2week」といった垣根を越えて、ぜひ一度、新しいコンタクトはどんなものがあるのか、インターネットや店頭で調べてみてはいかがでしょうか。

2

初めてのコンタクト選びで陥る3つのワナ

「何かお勧めのコンタクトはありますか？」

私がコンタクト業界で働いていると知ると、よく聞かれる質問です。

もちろん、何枚も試着する中で、「これはいいんじゃないのか」と思うものはあるのですが、個人によって合う、合わないがあるので、一概に「これをつけてみてください」とお勧めするのは難しいです。

さらに言えば、ここ10年間はメーカー同士が追いつけ追い越せの状況ですので、**同じ価格帯のものであれば、段々とクオリティの差がなくなってきているのも事実**です。

そのためお勧めは言いにくいのですが、コンタクト選びに関して、アドバイスしておきたいことがあります。

それは、多くの人が陥りやすい3つのワナがあるということです。

1つ目は、最初から大量に買ってしまうこと。

初めてコンタクトを購入される際、眼科などでお勧めされたものを、購入される人が非常に多くいらっしゃいます。

それが悪いということではなく、そのとき、コンタクトショップの「半年分買えば安くなりますよ」といった言葉に誘惑され、つい多めに買ってしまう人もまた、多くいらっしゃいます。

たとえば、服を買うとき、試着室では「似合っているな」と思っても、家に帰って着てみたら「なんか違うかも」ということ、ありませんか？

コンタクトも同じで、店舗で一瞬つけただけでは、本当に目に合っているかはわからないものです。

最低でも朝晩通して1週間は装着してみて判断するのがお勧めです。

試着で「いいかも」と思っていても、「やっぱりなんか合わないし、夕方になると目が疲れる」ということもあります。

そうなったときに後悔をしないように、最初は大量買いはせずに、**まずは1カ月分から買うといい**でしょう。

ちなみに、コンタクトの合う合わないの基準は、おおよそ次のようなものになります。

・生活をしていて見えづらくて困るときがある
・目がゴロゴロする
・よくはずれる
・よく目が充血している

もし、いずれかの症状が続くのであれば、商品のチェンジを検討されてみてはいかがでしょう。

高価なもの＝自分に合うものではない

少量買いからはじめるというのは、すでにコンタクトを使っている人が、新しいコンタクトを試すときも一緒です。

たとえば、もっと性能のいいものに変えるとき。

より値段が高いものに買い替えたからといっても、目に合う、合わないという個人差が出てしまう可能性があります。

高価なもの、性能が高いものだから自分の目にもいいものだと決めつけ、大量に買うというのは、あまり得策ではありません。

値段が高いもののほうが、まとめ買いによる値引き額も大きくなることもあるかもしれませんが、まずはぐっとこらえて、自分に合うと確信してから大量買いすることをお勧めします。

度数の違和感、ライフスタイルは無視しないで

2つ目は、眼科やお店で試着したときの見え方の違和感をそのままにすること。

検査をしてコンタクトを試した際に、違和感を覚えたとしても、勧められた度数のものを言われるがままに購入してしまうというケースも、よく見られます。

「あとでなじむだろう」と思っても、**そのときの見え方の違和感はしっかり見極めることが大切です。**

眼科やお店が混んでいるときなど、プレッシャーを感じたり、専門家がお勧めするものだからと考えたりして、違和感を覚えたとしても、「これでいいです」と言ってしまいがちですが、ここは、少し待ってください。

視覚というとても重要な感覚に関わることですので、じっくりと選んだ

ほうがいいですし、どう見えているのかを一番よく理解しているのはあなたです。

近視を矯正するためにコンタクトを買ったのに「逆に見えすぎて目が疲れる」「遠くまではっきり見えなくてもいい」など、人によって「見え方の好み」もあると思います。

単純に視力検査の結果だけで選んでしまうと、遠くまでよく見えても手元が見えにくかったり、見えすぎて目が疲れ、頭痛がするなどの不調が現れたりすることがあります。

コンタクトを試着するときは、手元と遠くをしっかり見ながら、自分の見え方の好みを担当の方にしっかりと伝えましょう。

そして、**3つ目はライフスタイルを考えずに選んでしまうこと。**

たとえば、基本的に、2weekタイプより、1dayタイプのほうがコストがかかりますが、普段はメガネでスポーツをするときだけコンタクトを使いたい人が2weekタイプを買った場合、使う頻度によっては無駄になってしまいます。

朝から晩までずっとコンタクトをつけていたい人、スポーツをするときにしかつけない人、夕方に運転しなければならない人……その人のライフスタイルによって、コンタクトの使用頻度も目的も変わってきます。

コンタクトを購入するときは、**自分がどういったライフスタイルでどういう目的で使うのかを確認しておくことが大切**です。

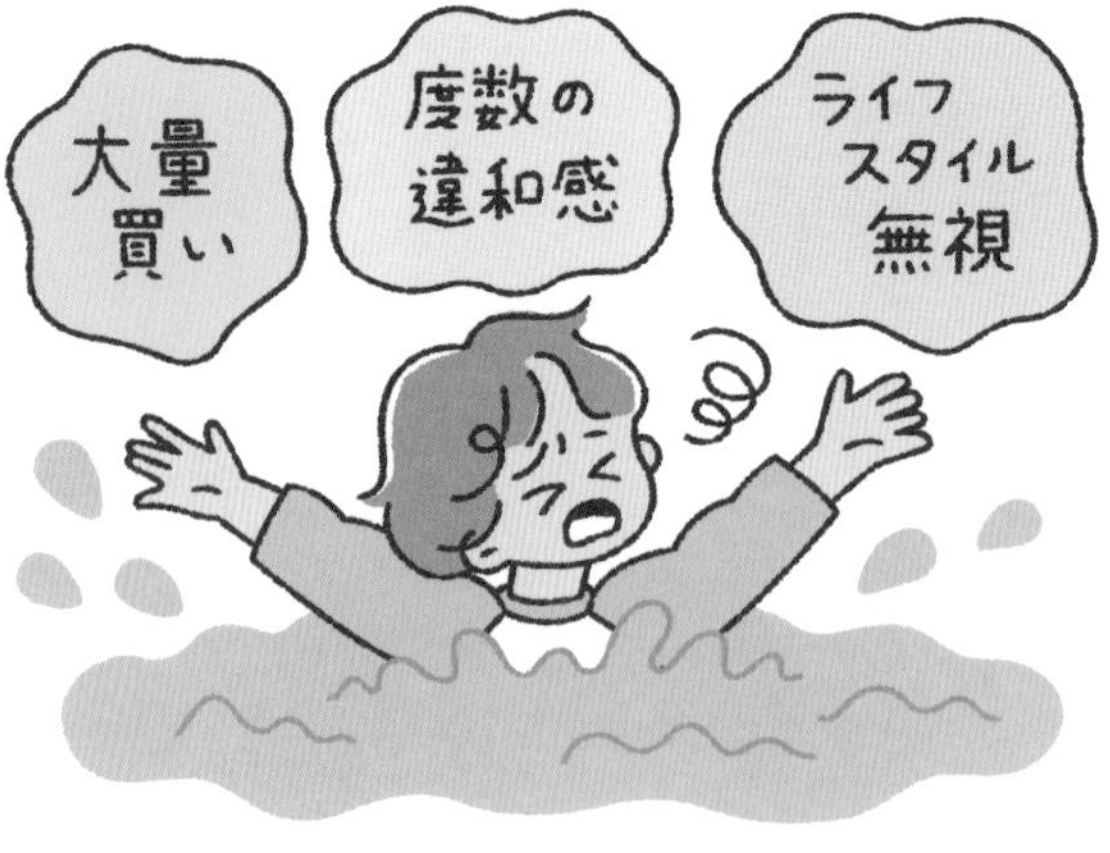

3 こんなときはつけちゃダメ！ 自分の目の状態を知ろう

起きて顔を洗ってから、コンタクトを取り出してつける。コンタクトライフが長く、装着に慣れている方は、ここまでの作業をほとんど無意識に、パパッとできるのではないでしょうか。

ですが、この無意識に「パパッと」つける習慣、ちょっと待った。

あなたの目を守り、快適なコンタクトライフを送るために、あることをしてほしいのです。

それが、**「装着前の目の20秒チェック」**です。

ここで、あなたの今日の目の状態がわかります。

目の状態が悪いときにつけることは、大切な目を傷める危険性を高めてしまいます。

不便かもしれませんが、これからも続く長いコンタクトライフを快適に過ごすため、「一生見える人生」を守るためと考えれば、ここは、ぐっと我慢するのがよいでしょう。

次の**チェックリストでいずれか1つでも気になるところがある場合は、できればその日はコンタクトの使用は控えましょう。**

《装着前の目の20秒チェック》

・乾燥していないか（10秒間、まばたきせずに目が開けられるか）
・目ヤニが出すぎていないか
・かゆみはないか
・充血していないか
・コンタクトをつけたときにゴロゴロしていないか

続いて、チェックがついたことで、目が今、どんな状態なのか、どういう危険性があるのか、それぞれの項目をご説明します。

・乾燥していないか

ドライアイは加齢や長時間のスマホやパソコン利用、コンタクトの装着でなることが多いとされています。

この状態でコンタクトを使うとドライアイが進行しかねません。

角膜が乾燥することによって、表面に傷がつき「角膜上皮障害《かくまくじょうひしょうがい》」(詳しくは119ページ)という状態になり、視力低下などを引き起こすことがあるので要注意です。

簡易的なチェック方法ですが、10秒間まばたきをせずにいられるかどうかが、1つの目安になります。

・目ヤニが出すぎていないか

・かゆみはないか

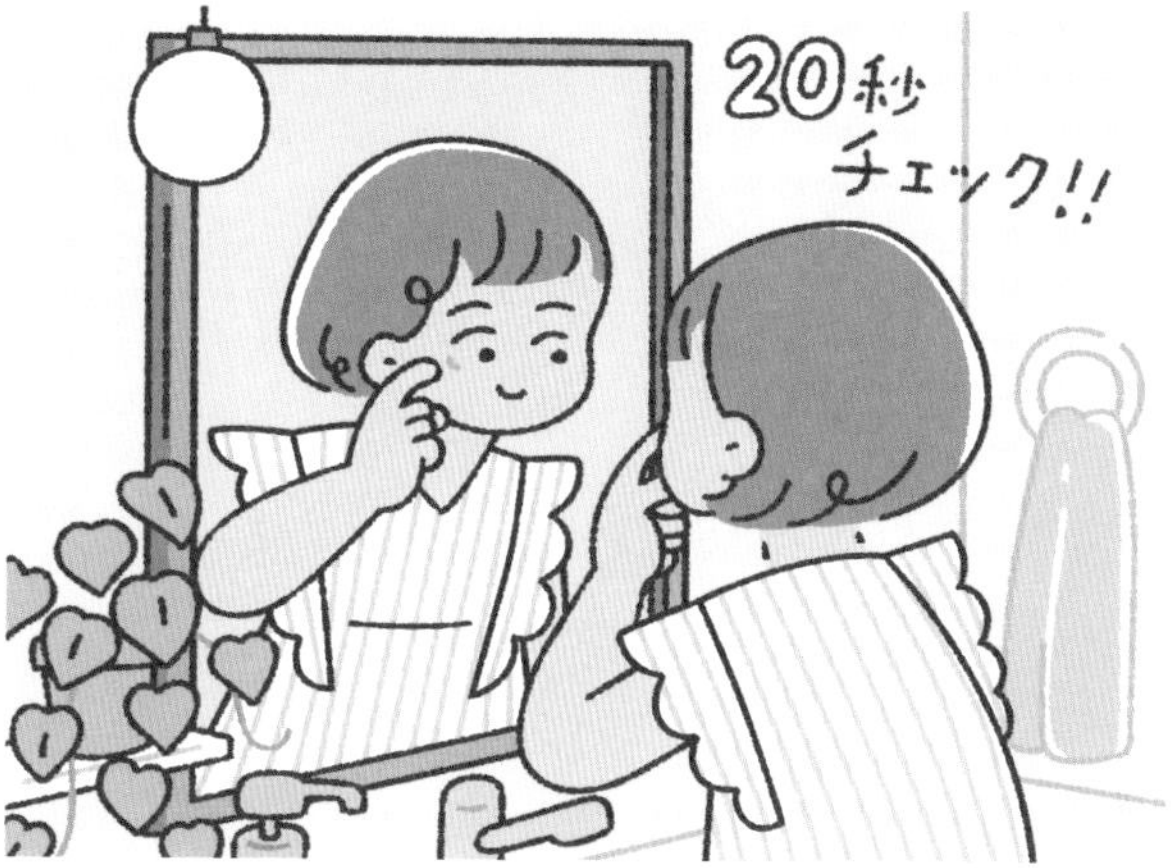

目ヤニは少量であれば目の代謝活動がしっかり行われている証拠ですが、**普段より目ヤニが多かったり、かゆみが多かったり目がかすんだりすると危険信号。**「巨大乳頭結膜炎《きょだいにゅうとうけつまくえん》」（120ページ）という、レンズの汚れが原因で上まぶたの内側にブツブツができるアレルギー性の眼障害に発展することがあります。

・充血していないか

充血は、目の疲労の蓄積や炎症を起こしているなど、目の状態が悪いサイン。

その日は、コンタクトの着用をやめ、充血がなかなかひかないようでしたら、眼科に行ってください。

・コンタクトをつけたときにゴロゴロしていないか

コンタクトをつけたときにゴロゴロしたり、違和感があったりする場合もつけるのはやめましょう。

角膜に傷がついていたり、「アレルギー性結膜炎」になっていたりする可能性があります。

これは、花粉やほこり、ダニなどが原因でまぶたの裏側や白目の部分がアレルギーにより炎症を起こした状態です。

コンタクトのケア用品でなる場合もあります。

日によって気温や湿度は違いますし、季節によっても春と秋は花粉の影響を受けやすい、夏は菌が繁殖しやすい、冬は乾燥しやすい……と、私たちの目は毎日違った環境にさらされています。

基礎化粧品や化粧品を季節やその日の肌のコンディションで使い分ける方もいると思います。

肌が荒れているならメイクをお休みする人もいるでしょう。

それと同じで、**その日の目のコンディションを知っておくことで、自分の目を大切にしながら、健康的なコンタクトライフが送れる**のです。

4 絶対に守りたい！ コンタクトライフのルール

人と上手に付き合うためには、「相手を受け入れる」「自分自身の心を開く」などいくつかルールがあります。

それと同じように、コンタクトと上手に付き合っていくためにも、守っていただきたいルールがあります。

最初こそ**眼科医の指導に従いルールを守っていた人も、次第に「目に支障も出てないし、案外大丈夫じゃない？」とルールを無視しやすくなる**ことが多いのです。

しかしこれは仕事などと同じで、油断しはじめたときにこそ、落とし穴が待ち受けているもの。

コンタクト初心者の方はもちろん、ベテランの方にこそ、改めてしっかりとルールの大切さを知っていただきたいと思います。

まずは、**装着に関するルールです。**

大切なことが3つあります。

1. 装着前は手を洗い、きちんと拭く

当たり前のことですが、装着する前には必ずしっかりと手を洗いましょう。爪が伸びている場合には短くしておきます。

塩素などを含む水道水もコンタクトの大敵です。

手を洗ったら、きちんとタオルなどで水分を拭いて手が乾いた状態で装着しましょう。

2. 保存液につけてあるコンタクトは必ず洗う

2weekタイプなど、一晩保存液につけておくものは、必ず洗浄液で

洗ってからつけましょう。

コンタクトケースもきちんと洗って自然乾燥させておきます。

ソフトコンタクトを洗う際は、手のひらできちんと30回こすり洗いを。

ちなみにケースは1カ月を目途に交換することをお勧めします。

3．1dayはワンタイム

案外勘違いされている方が多いのが、1dayタイプの使い方です。

1day＝1日のうちであれば、つけはずしOKと思っていませんか？

答えはNOです。

1dayは、「ワンタイム」。一度取り出して目につけたら、装着はその一度きりです。

「なんだか調子が悪いから、目から一度取り出してもう一度……」というのはNG。

1dayタイプは、何度もつけたりはずしたりするようにはつくられていません。

また、たとえ清潔そうな洗面台に落ちて洗浄液で洗ったとしても、もったいないですが、お別れしましょう。

コンタクトの装着時間は12〜15時間

次に、**装着時間と使用期間に関するルールです。**

1枚のレンズの適切な装着時間は、**ソフトコンタクトの場合は12時間、ハードコンタクトの場合は15時間**とされています。

この装着時間を超えて装着し続けると黒目の部分に酸素が不足し、目に負担をかけてしまいます。

できればコンタクトは朝につけたら、帰宅後すぐにはずす習慣をつけるといいでしょう。

そして、使用期間も大切です。

たとえば2weekコンタクトが2週間経っても変形もせずきれいに見えたとしても、必ず捨ててください。

なぜなら、コンタクトはスポンジのように汚れや水分を吸収する性質を持っています。

2週間使用したコンタクトには、たとえ毎日洗っていたとしても、花粉やほこり、菌などが入り込んでいます。

そのまま使用すると、眼病を引き起こす可能性がありますので、もったいないと思わずにキッパリとさよならしましょう。

意外と知られていないかもしれませんが、2weekタイプはたとえ2週間のうちにあまり使用していなくても**開封から2週間経ったらコンタクトの交換が必要**です。

一度しかつけてないしなんだかもったいないから……と使い続けないように注意してくださいね。

3つ目は**衛生面のルールです。**

目の表面やまぶたの裏側の粘膜は、水分、温度、栄養があり、菌が繁殖しやすい環境です。

そこに菌がついたコンタクトをつけると、一気に菌が増殖し、結膜炎になる可能性があります。

生乾きの洋服もそのままにしておくとどんどんニオイが強くなっていきますよね。

それと一緒で、**汚れたコンタクトをつけ続けるということは、生乾きの洋服を着ているのと同じ。**洋服と違って、この場合は目に影響を与えますので、いつでもきれいなコンタクトをつけるようにしましょう。

5

そもそもコンタクトは**なぜ目から落ちない**のか

コンタクトは正しく装着していれば、下を向いても、ジャンプをしても、ヘッドバンギング（頭を強く振る行為）をしても落ちません。

よく考えると、とても不思議ではありませんか？

それは、**「表面張力」と「レンズのカーブ設計」「まぶたの支え」のおかげ**です。

そもそも、コンタクトは眼球に直接張りついていると思っている方も多いかもしれませんが、実は、**レンズが薄い涙の層の上に浮かんでいる状態**なのです。

では、なぜ浮いている状態でも目から落ちないのか。

まずは、それにひと役かっている「表面張力」について説明します。

「水はH_2Oという化学式で表される」

この言葉を理科の授業や実験などで聞いたことがある人もいるのではないでしょうか。

これは、水が、H（水素）2個とO（酸素）1個の原子が合わさった分子でできているということです。

水に限らず、すべてのものはこの分子でできています。

そして、この分子は近づくとたがいに引っ張り合う力（分子間力）がはたらきます。

そして、気体と固体、固体と液体、液体と気体などが接する表面で起きる分子間力を**表面張力**といいます。

水はこの分子間力がとても大きな物質です。

1円玉をそっと水の上に置いたら浮くという実験をしたことがありませんか？　これも表面張力がひと役買っています。

そして、涙の成分の9割は水です。

つまり、コンタクトと涙が表面張力で引っ張り合うことで落ちないということになります。

コンタクトがずれやすいという人は、乾燥によってこの目とコンタクトの間の水分が少なくなり、この表面張力がはたらきにくくなっていることが多いというわけです。

コンタクトをつけても痛くないワケ

レンズのカーブも、コンタクトが落ちないためにひと役かっています。

黒目の部分を覆っている膜・角膜《かくまく》は、真ん中の部分のカーブが小さく、その周りのカーブは大きくなっています。

左図のようにコンタクトは真ん中の部分のカーブの大きさに合わせてつくられているので、周辺部に行けばいくほど、ずれにくくなる効果が期待できます。

さらに言えば、最後にまぶたが支えてくれています。

左図のように、**まぶたで支えられているので、下を向いても落ちません。**

また、ソフトコンタクトが下方にずれたとしても、まばたきの際に、まぶたによってレンズが上方へ引き上げられるという効果もあります。

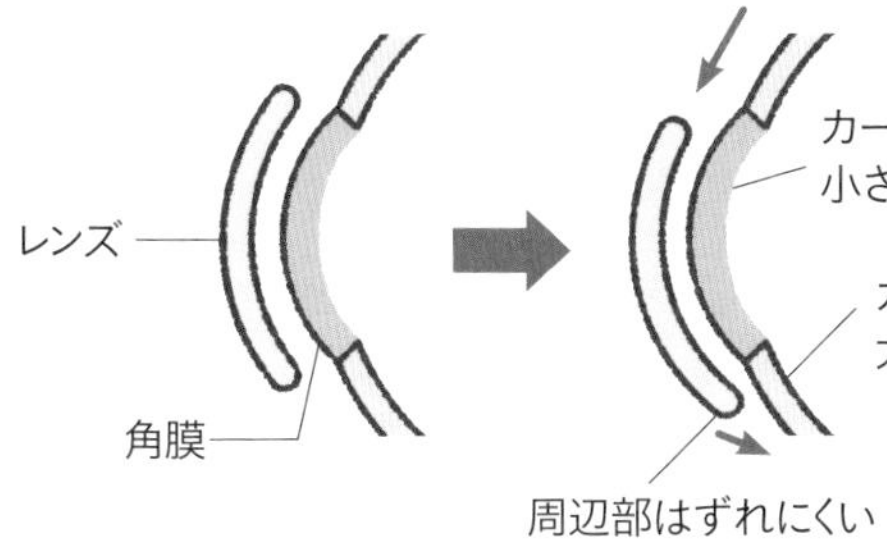

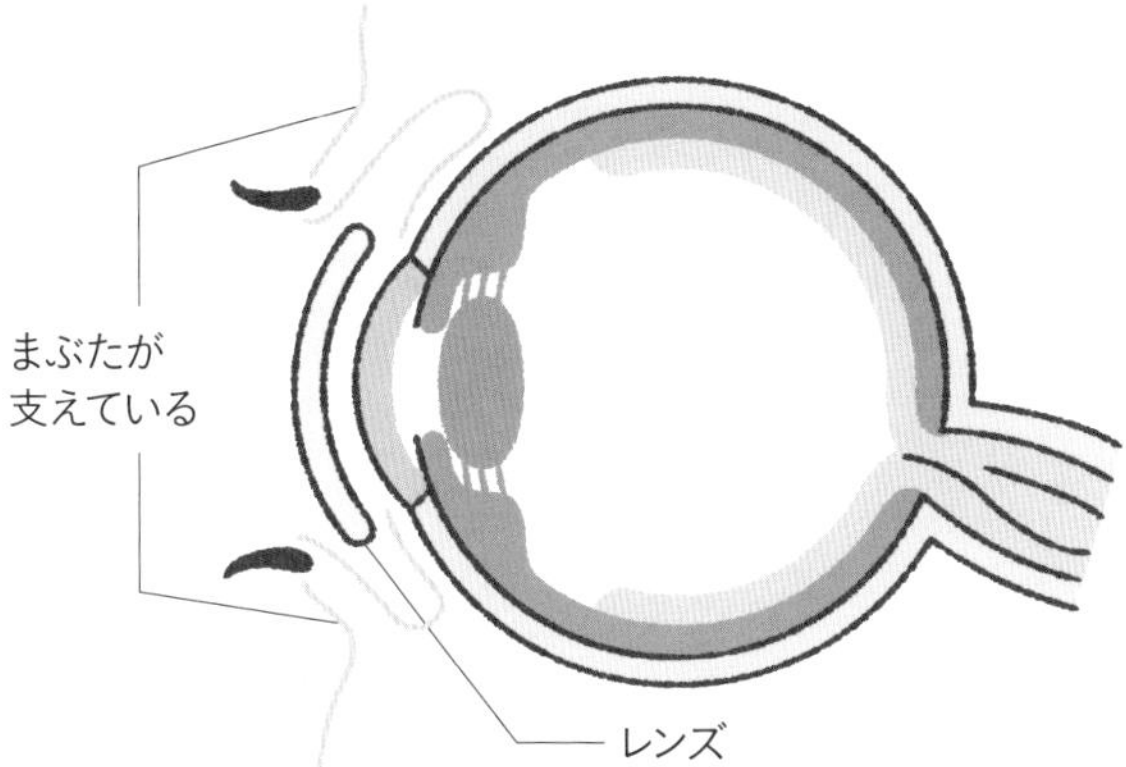

そもそも、目に異物が入ると痛みを感じますよね？
砂なんて入ったら、たとえどんなに小さくても、涙が出るほど痛いものです。
ではなぜ、コンタクトではそれを感じないのでしょうか。
それは、コンタクトの形状が眼球の丸みに合わせてつくられていて、薄いからです。
目にフィットすることによって違和感が出にくいようにしています。
そのため、**コンタクトは厚ければ厚いほど違和感があります。**
それがなくなるように極限まで薄くつくられているわけです。

目の構造に合わせてずれにくく、さらに違和感を覚えにくくつくられているコンタクト。
緻密《ちみつ》につくられているコンタクト開発の技術には驚かされるばかりですね。

Part 2

コンタクト選びのトリセツ

6 数あるコンタクトの中から、ベストパートナーを選ぶには

2024年現在、コンタクトメーカーは全部で約20社。そのメーカーそれぞれがさまざまなコンタクトを販売しており、弊社のサイトでお取り扱いしているソフトコンタクトだけでも、1dayタイプで約30種類、2weekタイプで約20種類あります。

そんな、**数あるコンタクトの中から自分に合ったものを選ぶことは、たくさんの人の中から人生のパートナーを選ぶのと似ています。**

人生のパートナーを選ぶときって、相手に何を求めるのかで判断基準が大きく違ってきますよね。

それと同じように、コンタクトを選ぶ際には「自分がコンタクトに何を求めるのか」が大切なのです。

個人的には、**最低限のラインとしてまずは身元がしっかり、はっきりしていることが大事**だと思っています。

コンタクトでいうところの身元とは、健康や医療などを扱う機関である厚生労働省のこと。

コンタクトは、本来は、視力補正用の医療機器として厚生労働省から「高度管理医療機器」の認可を受けています。

認可されたコンタクトには承認された証明である承認番号がありますので、パッケージにそれがあるものを購入していただくのは最低条件です。

身元がしっかりと確認できたら、次は自分が人生のパートナーであるコンタクトに何を求めているか。お金（予算）なのか、安心感（つけ心地）なのか、スペックや肩書（素材や製造メーカー）なのか……。

求めているポイントがお金（予算）ならば、1カ月にいくらまでかけられるかを把握しておきましょう。

3千円くらいまでという場合には、2weekタイプなどのリーズナブルなものに限られてくると思います。

一方、もう少し余裕があるようでしたら、1dayタイプなどの少し価格は上がるものの、お手入れが簡単で初心者でも使いやすいものがお勧めです。

優先順位を考えながら、ベストな相手を見極める

そして、これからの人生を共有するうえで、自分の生活スタイルもパートナーには理解してほしいですよね。

コンタクトならば、**使用頻度や用途**などです。

普段はメガネで過ごしていてスポーツのときだけコンタクトを使用する人であれば、毎日つけるわけではないのでいいパフォーマンスを発揮できるように、高価格帯の優秀なコンタクトを選んでもいいでしょう。

また、日中長くつける場合やパソコンやスマホに向き合う時間が長い場合には、酸素を通しやすいものやつけ心地が快適だと思うものがよいのではないでしょうか。

目の疲れやつけ心地は、集中力に影響します。

仕事柄、そのような時間が多い方は、**お金よりも貴重な時間を有意義に使えると考えれば、高価格帯の目が疲れにくいものがお勧め**です。

このように、予算や自分の生活の中で欠かせない習慣や大切にしていることに焦点を当てて、優先順位をつけていくと種類は限られてきます。

その中で自分の目のカーブや性質に合ったものを選びましょう。

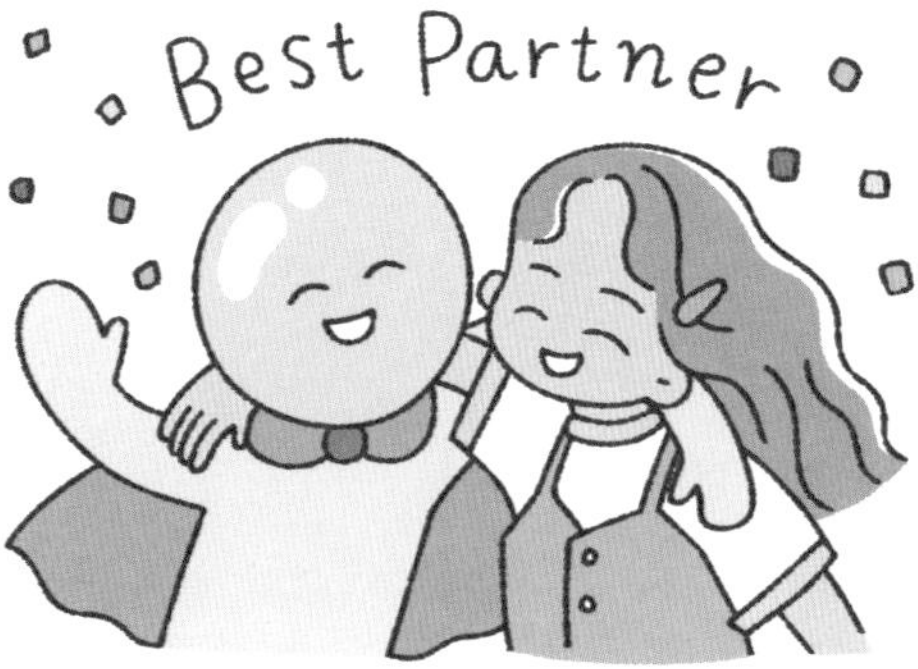

7

意外と知らない、コンタクトの年齢制限

よくお客さまから「コンタクトは何歳からつけられますか？」と問い合わせをいただきますが、**コンタクトには年齢制限はありません。**ルールをしっかり守っていれば、基本的には何歳からでも、何歳まででも装着できます。

ですが、本書の監修をしている眼科医の河内先生は、「小中学生の成長期のタイミングで長時間装着することは、あまりお勧めしない。できるだけ短い時間で使ってほしい」と言います。

河内先生がそのように言う理由が次の通りです。

黒目の内側部分には「角膜内皮細胞《かくまくないひさいぼう》」というものがあって、この細胞は減ってしまうと元に戻すことができません。

やっかいなのが、この角膜内皮細胞は、自覚症状がなく、知らぬ間に減ってしまうということです。

この細胞が減ってしまうと、目のかすみや視力の低下を引き起こす「水《すい》疱性角膜症《ほうせいかくまくしょう》」という病気を引き起こしたり、将来白内障の手術ができなくなったりするそうなのです。

角膜内皮細胞は自然にも減少するものですが、コンタクトを装着し目に送られる酸素の量が減ることで、より減少してしまうことがあります。

そのため、酸素をよく通すコンタクトで、できれば**運動をするなど必要なときだけ、短時間の使用が望ましい**でしょう。

また、Ｐａｒｔ１で紹介した装着のルールがきちんと守られているかどうかを親御さんが確認すること、定期的に眼科に行って、目の状態を確認することが、お子さんの安全で楽しいコンタクトライフを守るためには、必要ではないかと私は考えます。

では、逆に年齢を重ねてからの装着はどうなのか。

これは、眼科医による診察を定期的に受け、目に問題が起こっていなければコンタクトデビューは、何歳からでもOKです。

何歳になっても、新しい世界が広がるって素敵ですよね。

老眼がある場合には、メガネと併用するか、**コンタクトにも遠近両用レンズがある**ので、そちらを使用するという選択肢もあります。

ただ、角膜内皮細胞の数は加齢によって減少してきますので、細胞の数が2000個／㎟以下と計測された場合には、コンタクトの装着は控えましょう。

角膜内皮細胞は、計測する機械がある眼科で検査することができます。

年齢制限はないが、度数には上限がある

コンタクトに年齢制限はありませんが、度数には限度があります。

それは、厚みに限界があるからです。

メガネと同じように、コンタクトも度数が上がればその分厚みが出てきます。

前述の通り、異物であるコンタクトを目に入れることができるのは、極限まで薄くしているからです。

厚みがありすぎると、もちろん支障が出てきてしまいます。

主な使い捨てソフトコンタクトの場合、近視用の度数の値が−12・00Dまで、遠視用が＋5・00Dまで対応しているメーカーが多いようです。

ハードコンタクトであれば、−25・00D〜＋25・00Dまで製造されています。

かなりの範囲をカバーしてくれていますが、いずれにしても、コンタクトをつけてもよく見えないという状況にならないように、日ごろから目を大切にすることが、重要ではないでしょうか。

8

1dayタイプと2weekタイプ、結局のところどっちがいい?

コンタクトを選ぶときに迷う方が多いのが、1dayタイプにするか2weekタイプにするかということ。

この2つの一番の違いは、おわかりの方も多いと思いますが、1日で替えなければいけないのか、それとも2週間同じコンタクトを使っていいのかという、使用期間です。

ここで、それぞれのメリット・デメリットをまとめてみましたので選択する際に役立ててください。

1dayタイプを使うことのメリットは、毎回、新しいコンタクトなので、目にとって衛生的であること。

また、1日で使い捨てなのでケアの必要がありません。ケア用品を使用しないため、ケア用品を補充する手間が省ける、宿泊時などに、荷物が少なくできるというよさもあります。

その一方、毎日使用する場合、ケア用品を購入する料金を加えたとしても、**2weekタイプと比べると、割高**というデメリットも。

2weekタイプの場合は、**毎日使用する場合にコストを抑えやすい**のが特徴です。

度数も1dayタイプよりも幅広いラインナップですし、種類によっては**2weekタイプでしかない度数**もあります。

ただ、毎日ケアをしなければならないのと、ケア用品を切らさないように常備しておく煩《わずら》わしさが出てきます。

自分の体質や性格も判断基準に

また、選ぶ際には、自分のライフスタイルや性格、好みも考慮したいところです。

忙しかったり忘れっぽかったりして、毎日ケアするのが面倒だという方、たまにしかコンタクトを装着しない方もいるでしょう。

また、詳しくは後ほど説明しますが、コンタクトには、花粉やハウスダストなどが吸着して残留しやすいという性質があります。

そして、それらは、がんばって洗浄しても、コンタクトに残ってしまう可能性があります。

そのため、それらのアレルギーがある場合には、毎回取り換える衛生的な1dayタイプのほうがいいでしょう。

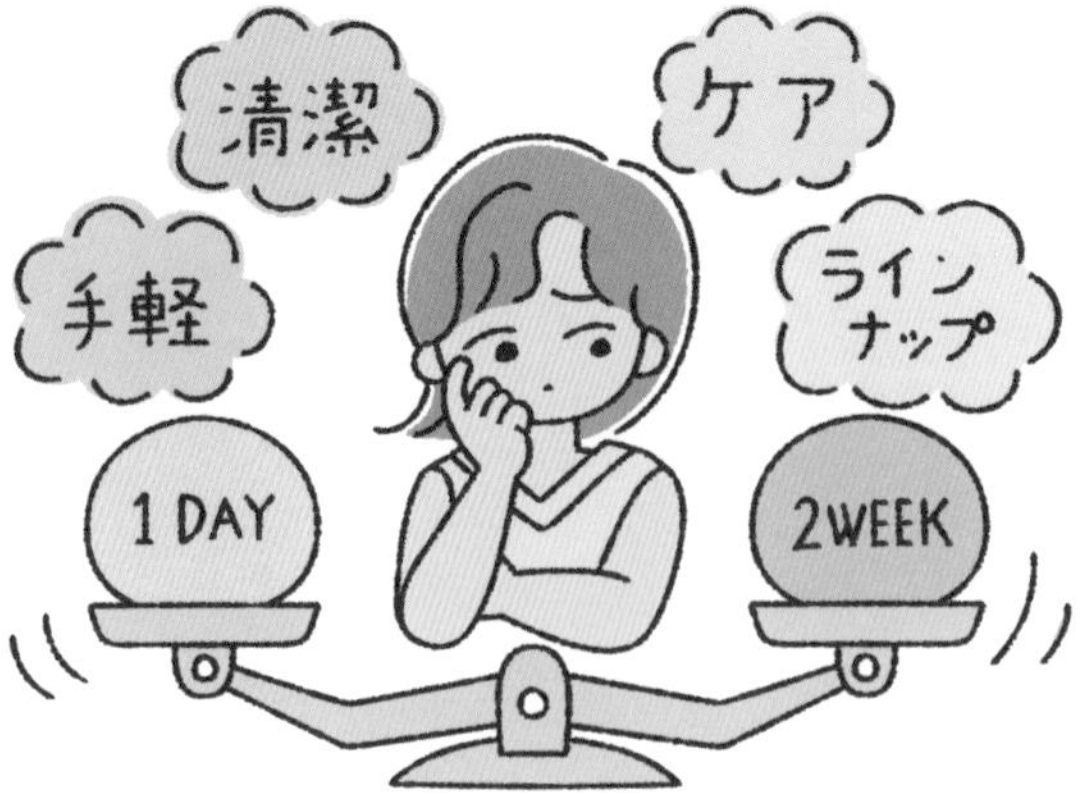

仕事の都合などで、砂ぼこりや土煙が舞う場所やほこりっぽいところにいることが多い方も、1dayタイプのほうがいいでしょう。

逆に、毎日コンタクトを装着し、コンタクトの費用を抑えたい、洗浄や消毒が苦ではないという人の場合には2weekタイプがお勧めです。

ちなみに価格としては、1dayタイプは片目1カ月分で2〜3千円、2weekタイプは片目3カ月分で2〜3千円が相場です。

どちらか選べないというときには、試しにどちらも使ってみてください。「やっぱり1dayタイプって楽だな〜」と思うか、「2weekタイプ安くていいじゃん」と思うか。

異なるタイプを試してみることで、自分の好みがはっきりするかもしれません。

9
ハイスペックコンタクト、何がどれだけ違うの？

コンタクトには、さまざまな価格帯があります。

どの価格帯を選ぶのかは、懐事情《ふところじじょう》によるものが大きいとは思います。

ですが、高いコンタクトと安いものとでは、何がどう違うのかといった情報は、**ご自身の家計の中で、どれだけコンタクトに投資をするのかの判断材料になる**のではないかと考え、ここでは価格帯によって特に変化のある、ソフトコンタクトについて、違いをお話ししていきます。

一番は素材の違いです。

ここ数年でソフトコンタクトは大きな進化を遂げています。

●本書へのご意見・ご感想をお聞かせください。

●著者の次回作に期待することをお聞かせください。

ご協力ありがとうございました。

郵便はがき

105-0003

切手を
お貼りください

（受取人）
東京都港区西新橋2-23-1
3東洋海事ビル
(株)アスコム

いつも使っているコンタクトレンズのことを、
あなたはほとんど知らないかもしれない
あなたの大切な目を守る40の方法

読者　係

本書をお買いあげ頂き、誠にありがとうございました。お手数ですが、今後の出版の参考のため各項目にご記入のうえ、弊社までご返送ください。

お名前	男・女	才
ご住所　〒		
Tel	E-mail	
この本の満足度は何％ですか？		％
今後、著者や新刊に関する情報、新企画へのアンケート、セミナーのご案内などを郵送またはeメールにて送付させていただいてもよろしいでしょうか？ □はい　□いいえ		

返送いただいた方の中から**抽選で3名**の方に
図書カード3000円分をプレゼントさせていただきます。

当選の発表はプレゼント商品の発送をもって代えさせていただきます。
※ご記入いただいた個人情報はプレゼントの発送以外に利用することはありません。
※本書へのご意見・ご感想およびその要旨に関しては、本書の広告などに文面を掲載させていただく場合がございます。

今のソフトコンタクトの種類は大きく分けて、**水分を含ませるとやわらかくなる「HEMA《ヘマ》ハイドロゲル素材」と、水分が蒸発しにくい「シリコーンハイドロゲル素材」の2種類**があります。

お笑いやK-POP界のように世代で分けるとしたら、十数年前までの酸素透過性の低いソフトコンタクトが「第1世代」、HEMAハイドロゲル素材が「第2世代」、シリコーンハイドロゲル素材が「第3世代」といったところでしょうか。

一体何が違うのかというと、第2世代のHEMAハイドロゲル素材は、水を多く含み、やわらかくつけ心地がよい一方で、涙まで吸収するので乾きやすく酸素透過率が低いという難点があります。

一方で、第3世代のシリコーンハイドロゲル素材は、こうした欠点を補うために開発されたコンタクトです。

HEMAハイドロゲル素材のものよりも値段は上がりますが、目に優しいコンタクトなので、「ハイスペックコンタクト」と呼ばれています。レンズの特徴としては、主に次のような点があります。

- **酸素透過率が高い**
- **乾燥しにくい**
- **形が崩れにくい**

まず、シリコーンハイドロゲル素材は、何といっても酸素透過率が違います。

図のように従来のハイドロゲル素材はレンズの水分を介して目に酸素を取り込んでいました。

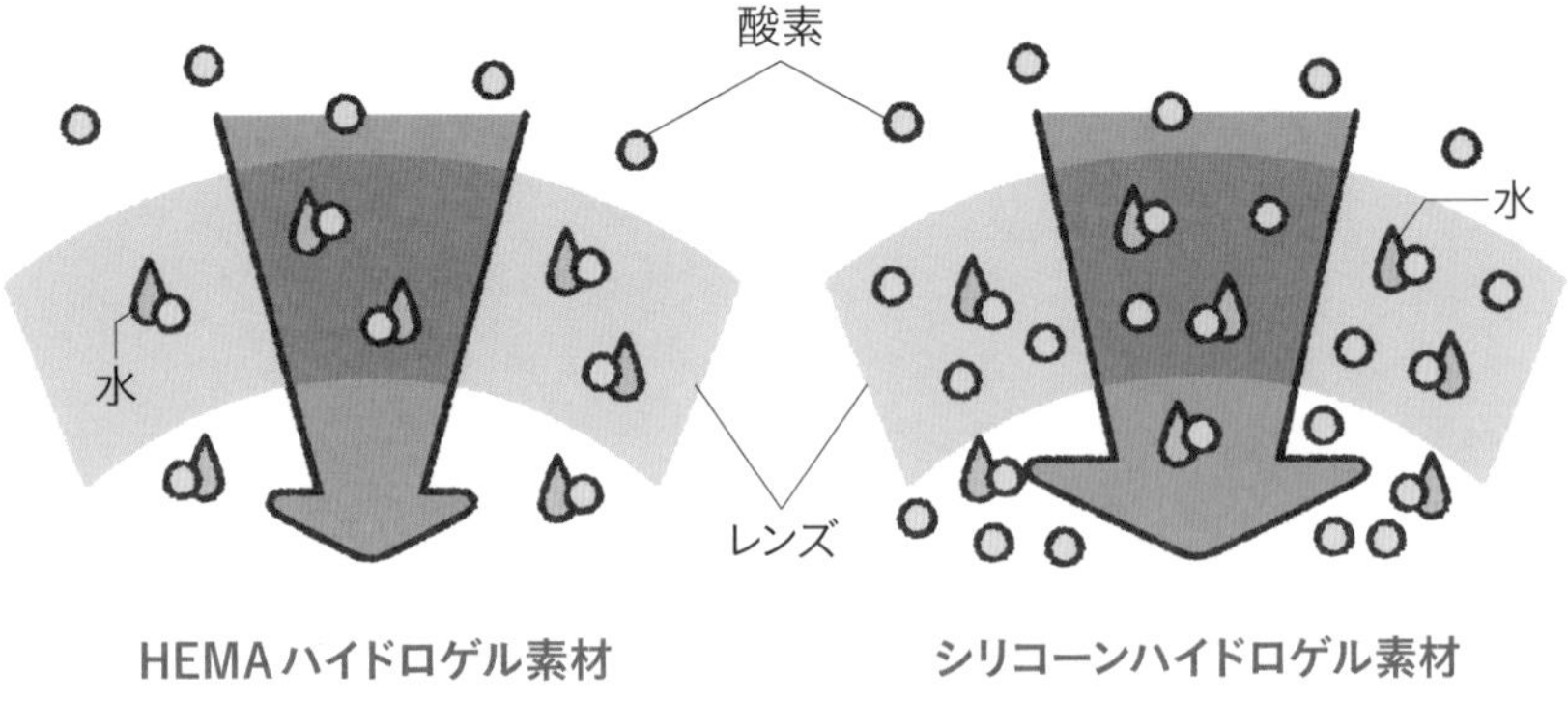

一方で、シリコーンハイドロゲル素材は、素材そのものがたくさんの酸素を通すため、従来のものに比べて約5倍の酸素透過率があります。コンタクト装着時でも裸眼の状態に近いとされているため、**角膜内皮細胞の減少も抑制できる**といわれているのです。

長時間使う人は、ハイスペックコンタクトを

シリコーンハイドロゲル素材のすごさは、酸素透過率だけではありません。取り込んだ水分をキープするため、長時間つけていても乾燥を感じにくく、ドライアイのリスクも抑えられます。

さらに、形が崩れにくく、脱着や洗浄もスムーズで、正しいケアができるという利点もあります。

近年ではレンズの硬さを解消した目に優しいつけ心地の高含水のシリコーンハイドロゲル素材のコンタクトも登場しました。

これぞ、まさにハイスペック！

ハイスペックコンタクトが、あなたの人生を豊かにしてくれるかもしれません。

もちろん、HEMAハイドロゲル素材のコンタクトでも正しい使い方をしていれば、問題が起こることはそうありません。

ですが、**ドライアイや充血しやすい方、コンタクトを毎日長時間装着する方、お仕事でパソコンをよく使う方などは、第3世代のシリコーンハイドロゲル素材のコンタクトを使うことをお勧め**します。

そのほうが、きっと目に優しく快適なコンタクトライフが送れるはずです。

10 コンタクトはメガネと同じ度数でいい？

コンタクトにもメガネにも度数はあります。

しかし、果たして同じ度数でいいのでしょうか？

答えはＮＯ！

「別に検査しなくても、**メガネと同じ度数でつくればいいや」**と、**安易に考えないで**ください。

コンタクトとメガネでは、そもそも目とレンズの距離が違いますよね。

コンタクトは目の上に直接のせるので、ほぼ距離がありません。

メガネは目からレンズまで10～15㎜程度離れています。

この距離の違いで同じ度数では、見え方に差が出てしまいます。

一般的にコンタクトの度数はメガネよりも０・２５～１・００Ｄほど弱くなります。

ですから、たとえ**自分の度数を知っているメガネユーザーでも、コンタクトをつくるときには改めて視力検査が必要**です。

また、同じ度数でも人によって見え方が違います。

なぜなら、角膜の大きさや形が一人ひとり違うから。**家族と同じ視力だからと同じコンタクトを使用しても、見え方が違ったり、装着したときに違和感を覚えたりする**はずです。

たとえ血のつながった家族であっても、どこか似ていてもまったく同じ顔ではないのと同じで目にも個性があります。

コンタクトやメガネを使って何を見るのか

視力とは「見る力」を数値化したもののこと。それに対して度数は、その視力を引き出すレンズの強さを数字で表したものです。

視力が低いほど、補正する力が必要となり、度数が強くなります。

しかし、視力が低いからといって単純に度数を強くしてしまうと過矯正になる可能性があるのです。

もちろん、度数が強いほうが遠くのものまではっきり見えます。

しかし、その度数のまま近くを見ると、毛様体筋《もうようたいきん》（ピントを合わせる筋肉）などを相当に酷使させる必要があり、眼精疲労の原因となります。

大切なのはコンタクトやメガネを使って何を見るのか。

手元のスマートフォンや目の前のパソコンを見る時間が多いのであればそこまで度数の強いものは必要ないはずです。

一方、夕方以降運転をしなければならない人はある程度視力がないと危ないですね。

それならばそのとき用のメガネを併用するなど、**自分のライフスタイルに合わせてコンタクトとメガネの度数を調整しましょう。**

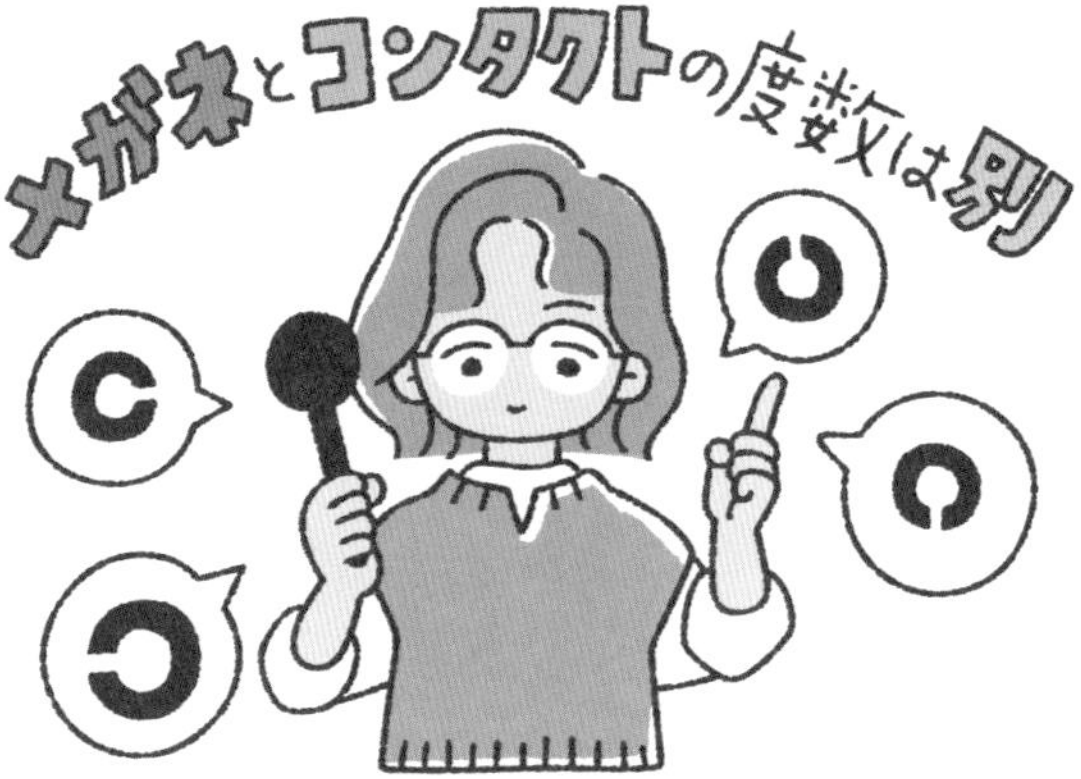

11

世界一わかりやすく説明、コンタクト用語辞典

コンタクトの処方に必要な検査を、眼科で受けた際に発行してもらえる装用指示書。

この指示書には、患者本人の目の情報が記載されています。

そして、コンタクトの箱にも同じようにデータが明記されています。

PWRやBCといった一見何を表しているのかわからない単語が並んでいますが、この数値、すべての意味をきちんと理解している人は少ないのではないでしょうか。

実はこれ、あなたが**ぴったりのコンタクトに出会うための大切な情報**なんです。

「いや別にそんなのこちらで知らなくても、プロが調べた数値に従えばいい

いでしょう」

確かにそうかもしれませんが、調べてもらった数値を見て、視力が落ちた、乱視がきつくなってきたといったような自分の目の状態がわかります。

また、その**コンタクトの特徴がある程度わかるので、今後のコンタクト選びの参考にもなる**と思います。

知らなければコンタクトが使えないということはありませんが、知っておいても損はない情報です。

それでは、それぞれの意味を解説していきましょう。

■POWER、PWR、P、D、SPH

これらの英表記はどれもレンズの度数を表します。

指示書には、－1・00や＋1・50と書かれています。

この**「－」は、近くは見えるけれど遠くのものが見えない近視**を表しています。

「＋」は、遠くは見えるけど、近くのものが見えないという遠視を表しています。

近視は凹レンズ、遠視は凸レンズと形が異なるので購入の際は注意が必要です。

■BC（ベースカーブ）

レンズ内面の曲がり具合を表しています。

値が大きいほどカーブが緩やかなため、眼球が大きい人ほど値も大きくなります。

「BC8・5」はレンズ内面のカーブが半径8・5㎜の円の円周に等しいという意味です。

■DIA（直径）、SIZE

レンズの直径（円の大きさ）を表しています。

目の大きさに対して、DIAが大きすぎると目に届く酸素の量が減ります。

小さすぎるとレンズがずれやすくなります。

最近は、ファッションと同じようにオーバーサイズのコンタクトをつける人もいます。

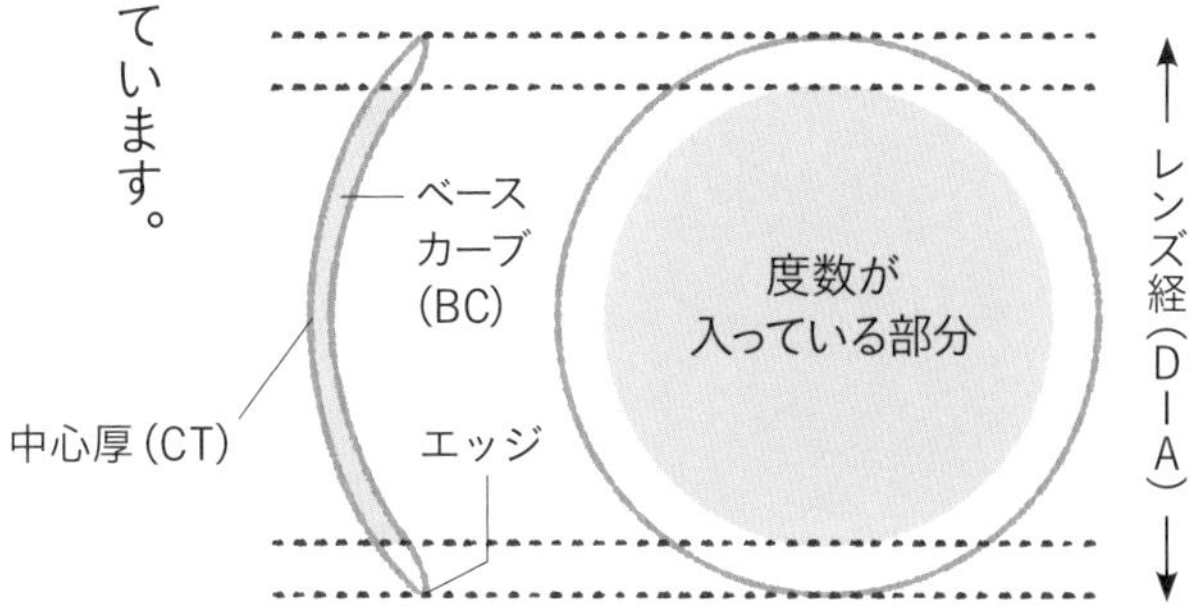

■CYL(シリンダー/乱視度数)

乱視用コンタクトにのみ記載されており、乱視を矯正する力を表します。

乱視用コンタクトには球面レンズと一方向にのみ屈折力を持つ円柱レンズの両方が組み込まれており、その円柱レンズの度数のみ示されています。

■AXIS、AX(アクシス/乱視軸)

こちらも乱視用コンタクトにのみ記載されています。

乱視を矯正できる角度を表します。

中心軸と呼ばれることもあり、0~180°(度)の数値で表されます。

■ＡＤＤ（アディション／加入度数）

遠近両用コンタクトにのみ記載されています。

近くを見るための度数と遠くを見るための度数の差分の数値です。

初めて遠近両用コンタクトを使用する場合には、数値の少ないものから試します。

■ＣＴ（中心厚）

レンズの中心の厚さ「中心厚」を表す値。厚さは度数によって異なり、多くのメーカーが「度数−３・００Ｄの場合」を例に記載しています。

厚みがあればあるほどずれやすく、はずれたりする原因に。逆に中心厚が薄いと、その分、装着感がよくなります。

■エッジ厚

レンズの周囲の厚さです。

メーカーによっては装着感をアップさせるために薄くつくっているもの

があります。

ちなみにエッジの先端は、丸みのあるなめらかなデザインにすることで、角膜やまぶたを傷つけないようにしています。

■EXP（使用期限）

レンズの有効性や安全性、性能などを保証できる期限が表示されています。**未開封の状態でのコンタクトの使用期限**です。

■Dk値（酸素透過係数）

レンズが酸素を目に届ける量を示す値。この数値が高ければ高いほど、酸素をよく通します。

D（拡散係数）は、酸素がどれだけ素材の中で移動するのか、k（溶解度係数）は、外から中に酸素がどれだけ入りやすいのかを指しています。

■Dk／L値、Dk／t値（酸素透過率）

Dk値をコンタクトの厚み（L、t）で割った値です。

コンタクトは一般的に薄ければ薄いほど酸素を通しやすいとされています。

レンズの厚みを考慮した値が酸素透過率です。

酸素透過係数が高くても、厚みがあると酸素透過率は低くなります。

目の健康のためには、酸素透過率は少なくとも24・1以上は必要で、80以上なら、裸眼を100%とした場合の97%ほどの酸素を通してくれるといわれています。

■含水率

レンズが水分を吸収する値。一般的に含水率が50%以上のものを「高含水レンズ」、50%未満のものを「低含水レンズ」といいます。

含水率が高いと酸素透過性も高く、つけ心地はよいですが、涙を多く吸収するためドライアイの人には向きません。

含水率が低いと涙を吸収しにくいため、目は乾燥しにくいですが、つけ心地は含水率が高いもののほうがよいとされています。

■コンタクト分類

ソフトコンタクトは、高含水か低含水か、レンズがイオン性か非イオン性かという基準で、Ⅰ〜Ⅳの４つのグループに分類されています。

イオン性レンズは、マイナスイオンを含む素材でつくられているため、タンパク質などのプラスイオンを帯びた汚れを引き寄せやすい特徴があります。一方の非イオン性レンズは、イオン性のものよりも汚れにくいことが特徴です。

コンタクトの分類

	含水率50％未満（低含水レンズ）	含水率50％以上（高含水レンズ）
非イオン性	〈グループⅠ〉 ● タンパク質を引き寄せないため汚れにくい ● 酸素を通しづらい ● 目が乾きにくい	〈グループⅡ〉 ● タンパク質を引き寄せないため汚れにくい ● 酸素を通しやすく、目の負担が少ない ● つけ心地がやわらか ● やや目が乾きやすい
イオン性	〈グループⅢ〉　※ほとんど存在しない ● タンパク質を吸収しやすく汚れやすい ● 酸素を通しづらい ● 目が乾きにくい	〈グループⅣ〉 ● タンパク質を吸収しやすく汚れやすい ● 酸素を通しやすく、目の負担が少ない ● つけ心地がやわらか ● やや目が乾きやすい

12

数字でみるコンタクト。どのメーカーのものを使っても同じ?

目の形や見え方には個性があるとお話ししましたが、コンタクトメーカーにも、それぞれに個性があります。

得意分野と言ってもいいかもしれませんね。

メーカーそれぞれに異なるレンズ設計があって、瞳孔の大きさの違いに配慮したサイズを採用していたり、レンズのエッジ部分に独自の加工をしていたり、まぶたとレンズとの摩擦を軽減する素材を使用したりするなど、さまざま。

とにかくやわらかくすることでつけ心地を重視しているメーカーや、表面処理を施して汚れをつきにくくしているメーカーもあります。

レンズの厚さへのこだわりもメーカーによって違います。

度数に関係なくレンズ周辺部も均一に薄くして、快適にしているメーカーもあります。

レンズの中心部分については0・03〜0・09㎜くらいのものまで、意外と幅があるものです。

薄ければ薄いほど酸素透過率はいいですが、その分薄すぎて扱いづらくつけにくい場合もあります。

次ページに主なメーカーのハイスペックコンタクトの数値を比較してみました。

つけにくいという悩みがあるのであれば、中心厚が高いものを試してみるとか、目が乾きやすいという人は、含水率が低いものを試してみるなど、1つの参考にしていただけると幸いです。

また乱視用コンタクトの場合、さらにメーカーごとの特性が出ます。

コンタクトメーカー　ハイスペックコンタクト（1dayタイプ）　比較表

＊2024年4月現在の商品

メーカー	シード	メニコン	ジョンソン・エンド・ジョンソン	アルコン
商品名	シード エアグレード ワンデーUV ダブル モイスチャー	1DAYメニコン プレミオ	ワンデー アキュビュー® オアシス®	デイリーズ トータル ワン®
酸素透過率（Dk/L値）	187	91	121	156
含水率	47%	56%	38%	33%
中心厚（－3.00Dの場合）	0.075㎜	0.07㎜	0.085㎜	0.09㎜
BC	8.7㎜	8.4㎜	8.5/9.0㎜	8.5/8.8㎜
DIA	14.0㎜	14.2㎜	14.3㎜	14.1㎜

メーカー	クーパービジョン	ボシュロム	パレンテ
商品名	クラリティ® ワンデー	ボシュロム アクアロックス® ワンデー UV シン	WAVEワンデー プレミアム
酸素透過率（Dk/L値）	86	134	166
含水率	56%	55%	47%
中心厚（－3.00Dの場合）	0.07㎜	0.08㎜	0.08㎜
BC	8.6㎜	8.6㎜	8.8㎜
DIA	14.0㎜	14.2㎜	14.1㎜

乱視は角膜や水晶体の形がゆがんで、特定の方向に視界がブレて見えます。

コンタクトは簡単にいえば、光の屈折を調整することではっきりと見えるようにするものですが、近視を矯正するように光の屈折率を調整するだけでは正常に見えません。

乱視用には「乱視軸」という、ブレの角度を0〜180°(度)で表した数値があります。

この角度を調整することで、ブレを正常に見えるように近づけています。この「乱視軸」はメーカーによって異なり、たとえばA社の乱視用のコンタクトで矯正しようとしても何となく視力が出にくかったのに、B社のものだと見えやすいなど、**メーカーによる大きな違いを感じやすい**ようです。

そのため、乱視の人は、特に少量買いから試して、自分に合うものを探すことが大切です。

13

コンタクトは乱視や老眼も矯正できる?

コンタクトというと、近視を矯正するというイメージが強いと思いますが、コンタクトは、これまで述べてきたように乱視も、そして老眼も矯正できます。

まずは、おさらいも兼ねて、乱視に関してもう少し詳しく説明していきたいと思います。

乱視とは近視や遠視と同じ屈折異常の1つです。

光を屈折させる角膜や水晶体の形にゆがみがあることによって、文字やものが二重に見えたりブレて見えたりします。

実は、ほとんどの人の角膜や水晶体には生まれつき多少のゆがみがあります。**程度の差はあれ、だれもが乱視を持っているんです。**

乱視には大きく分けて正乱視と不正乱視の2種類があり、正乱視は角膜や水晶体が上下、左右、斜めのいずれかの方向に傾いたラグビーボールのような形になっているために焦点が合わない状態のことです。

不正乱視は角膜の表面に不規則なでこぼこが生じたり、ゆがみが生じたりすることでピントが合いにくい状態です。

正乱視であるか、不正乱視であるかは、眼科にて、診断が行われます。

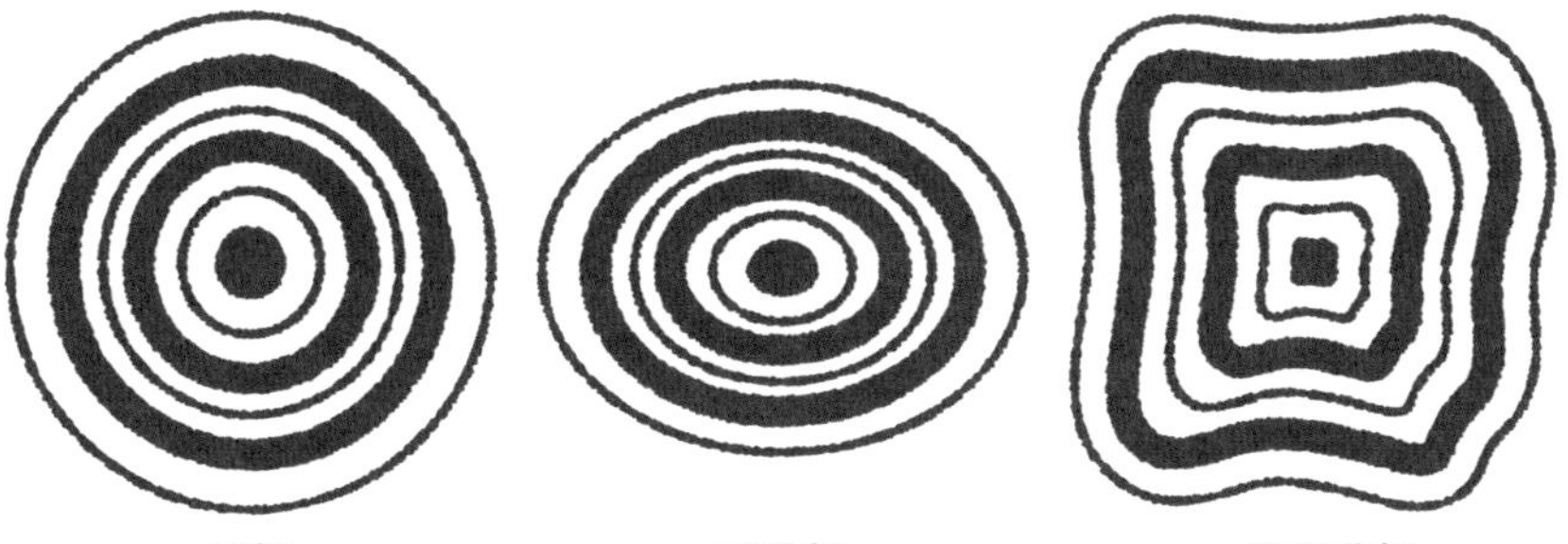

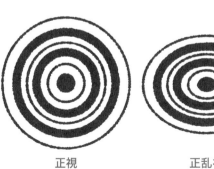

正視　　正乱視　　不正乱視

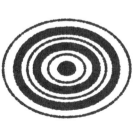

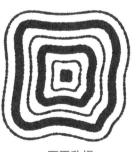

正乱視はソフトコンタクトでの矯正が可能ですが、不正乱視はハードコンタクトでの矯正となります。

前述の通り、「乱視軸」という、ブレの角度を0～180°(度)で表した数値があって、この角度をコンタクトで調整することで、ブレを正常に見えるように近づけています。

遠近両用コンタクトは早めの切り替えが◎

河内先生がおっしゃるには、老眼は、大体40歳前後から現れるものだそうです。

水晶体の厚みを変える機能（調節）が衰えて、近くにピントを合わせることが難しくなってきます。

レストランに入ったときに、今まで見えていたメニューの文字が離さないと見えなくなったら、それは老眼です。

老眼には老眼鏡というイメージがありますが、遠近両用のコンタクトで

矯正が可能です。

遠近両用のコンタクトには、遠くを見るための度数と近くを見るための度数が同心円状に交互に入っています。

見ている画像から取り上げたい画像を脳が判断して見えるような仕組みです。

遠近両用のコンタクトは、加入度数（近くを見るための度数と遠くを見るための度数の差分の数値）が小さなものからのほうが慣れやすいといわれています。

そのため、老眼がはじまったと思ったらなるべくすぐに遠近両用のものに切り替えると、早く慣れることができますよ。

遠近両用コンタクトの例

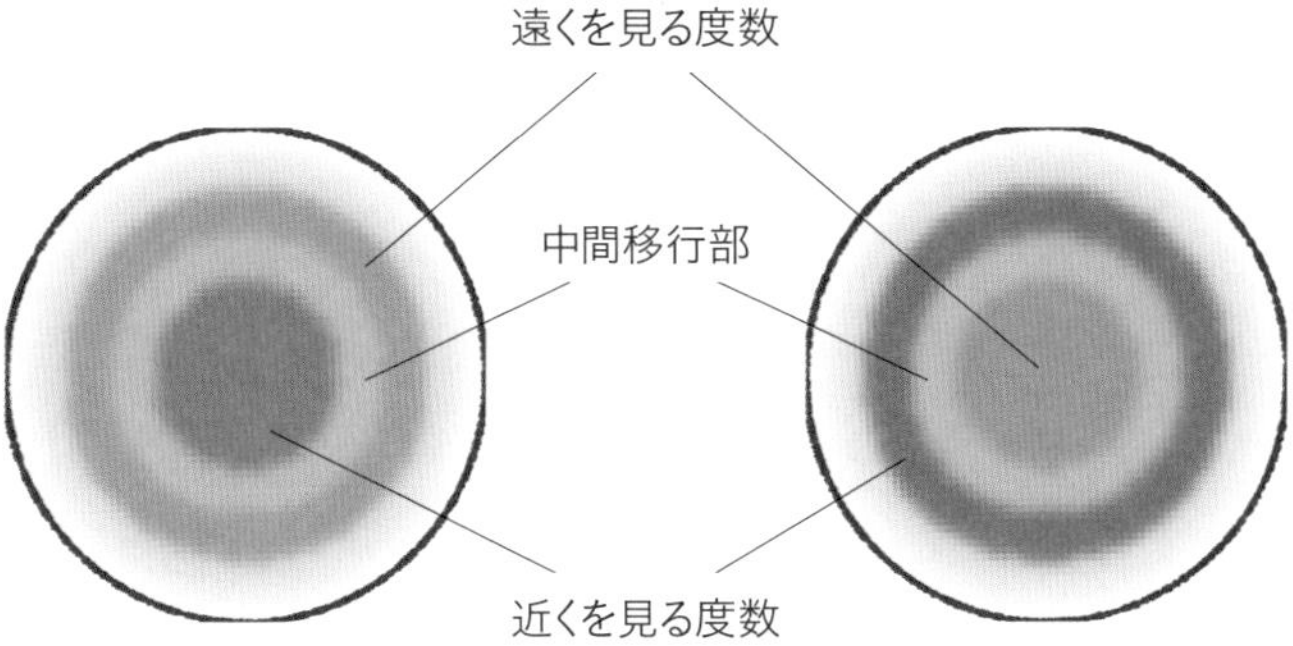

14

ブルーライトやＵＶカットは必要？

近年、スマートフォンなどの画面に貼る保護ガラスやメガネ、目薬まで、目に関するブルーライトカットやＵＶカットの製品が続々販売されています。

コンタクトにも同じようにブルーライトやＵＶカット機能のついたものがあるのをご存じですか？

ブルーライトとは、光の中の青色の光線のことです。

実はパソコンやスマートフォンから発せられるだけでなく、太陽光にも含まれています。

太陽光に含まれるブルーライトを日中浴びると、体内時計を整えることができるといわれています。

しかし、パソコンやスマートフォンの使用で長く浴び続けると、目の疲れなどが現れることがあるので注意が必要ですし、眠る直前などに浴びると、眠りの質が低下するということもよくいわれています。

紫外線も同じように太陽光に含まれており、適度に浴びる分にはいいのですが、**浴びすぎると目の充血や白内障になる危険性がある**そうです。

そこで、「目の健康を守るためには、コンタクトもブルーライトカット、UVカットのものにしなくては！」と思う方もいると思います。

ですが、個人的にはそこまで必死になる必要はないと思っています。

シーンを限定することで、求めやすくなる

少しジャンルは違いますが、20年ほど前に缶コーヒー業界に朝専用コーヒーが登場し、驚異的に売れました。

今もまだ売れ続けていますよね。ヒットの理由としては、飲むタイミン

グを「朝」に限定したことといわれています。

それと同じで、今では目薬に「PCシリーズ」などが誕生しており、これは使用するシチュエーションに限定した例です。

コンタクトも同じように、「ブルーライトカット」「UVカット」の機能をクローズアップすることで、それらを求めている人が買いやすいように考えられているものです。

ですので、気持ち的にそれらを使用して安心するのであれば、それでOK！

コスト面で悩んでいる方はそこまで無理に買う必要はないと思います(あくまで個人の見解ですが)。

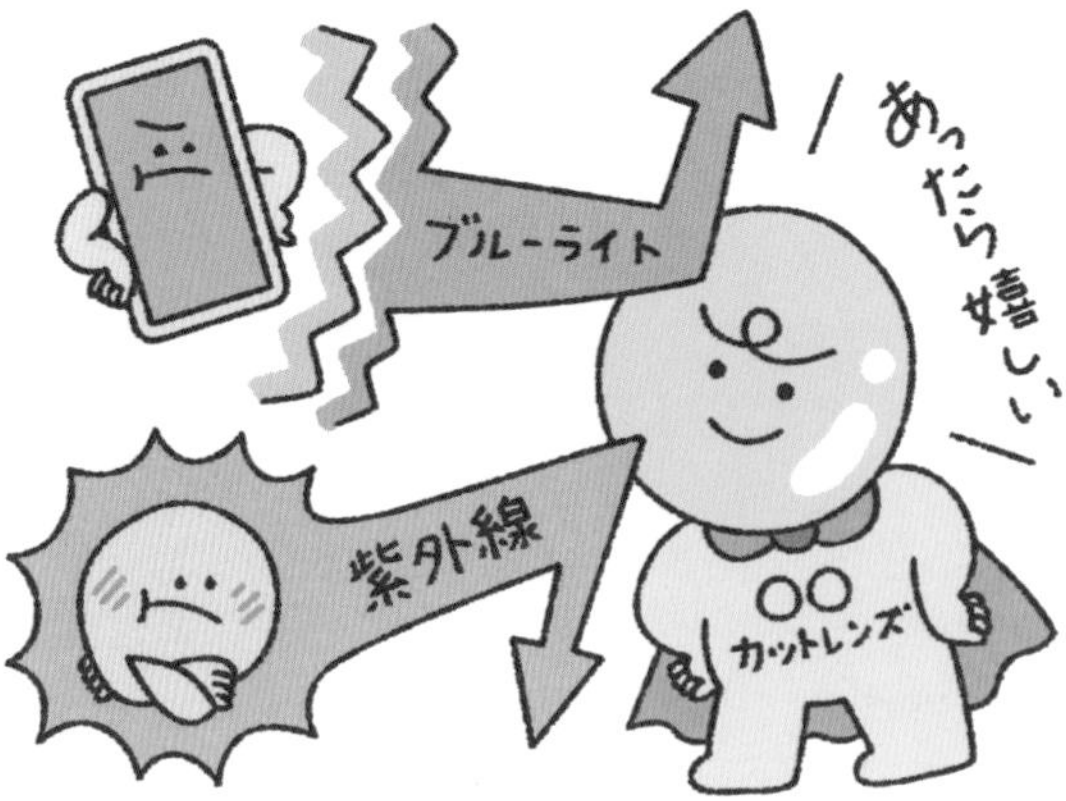

15 コンタクトを買いに行くなら、昼間がいい理由

靴は夕方に買うといいといわれますね。

それは、午前中に比べて夕方のほうが、足がむくんでサイズが大きくなるからだそうです（諸説あります）。


こんなふうに、**コンタクトにも買うのにベストな時間帯があります。**

それは、午前中から昼の間。

目は、朝起きたときから時間が経つほど疲れが蓄積されていきます。

その影響で調節力が弱まる可能性があるため、できるだけ本来の調節力が発揮できる時間に視力検査をするのがベストです。


たとえ、午前中に検査を行ったとしても、その直前までスマホを見てい

たのでは意味がありません。

疲れ目で検査をすると、元の視力を出すことができずに度数の強いコンタクトを処方されてしまいます。

疲れ目は、視力検査の天敵なのです。

徹夜明けなど、睡眠不足で検査に行くことも避けるようにしたほうがよいでしょう。

度数の強いコンタクトは、はっきりと見えて快適のようにも思えますが、装着し続けるうちに眼精疲労を引き起こし、頭痛などの原因になることもあります。

自分に合ったコンタクトをつくるためにも、視力検査は目に疲れのないタイミングで受けるようにしましょう。

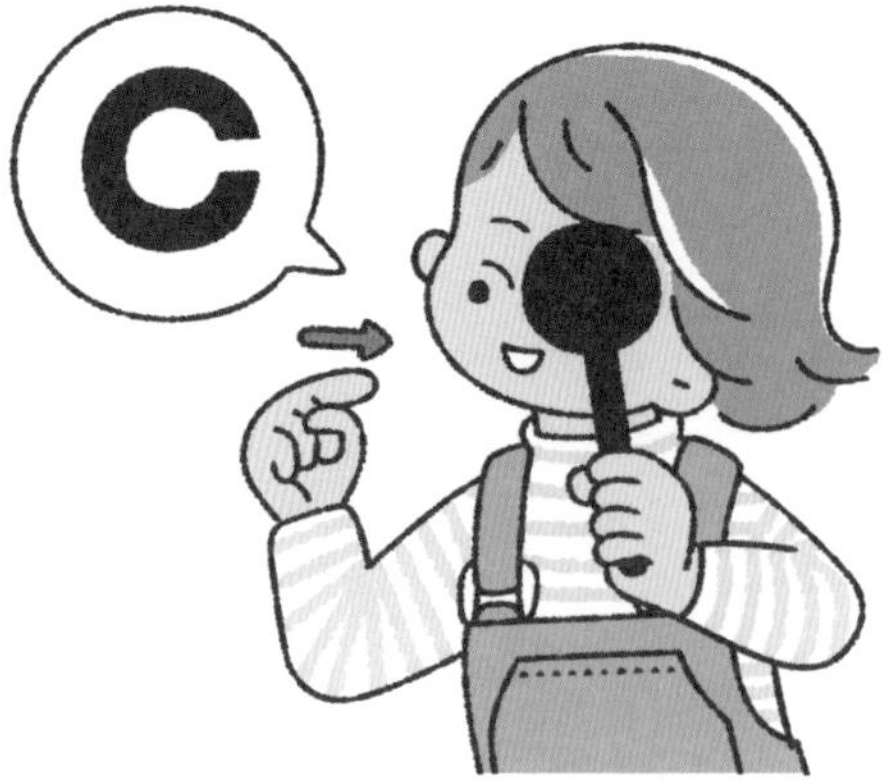

Part 3

コンタクトライフを
もっと快適に！

16

コンタクトを買うとき毎回、処方箋って必要？

コンタクトを買うために眼科で視力検査をすると、処方箋《しょほうせん》（装用指示書）をもらいますよね。

初めての方は、眼科や提携のコンタクトショップでその処方箋を提出して、コンタクトを買うことが多いと思います。

眼科が混んでいるなどすると、なかなか時間を取られて億劫《おっくう》だと感じている方も少なくないのではないでしょうか。

この処方箋をもらう作業、コンタクトがなくなるたびにしないといけないと思っていませんか？

実はこの処方箋がなくてもコンタクトは買えます！

それは、コンタクトは医薬品ではなく「高度管理医療機器」に分類されており、**処方箋なしで購入しても法律上は問題ない**のです。

眼科でもらう処方箋とは「コンタクト装用指示書」のことで、コンタクトを購入するうえで必要な情報が記載されています。

処方箋のフォーマットや内容は眼科によって異なりますが、基本的には眼科でチェックした度数やベースカーブ、コンタクトの製品名とメーカー名、装用方法、発行日、医療機関名や医師名などが書かれています。

2回目以降は初めて買ったコンタクトで違和感もなく見え方も問題なければ、これらの情報をもとに買うことができます。

処方箋を提出する必要もありません。

たまに、処方箋なしでは購入できない店舗などがありますが、これはあくまでそこの店舗や、提携しているコンタクトメーカーの方針によるものなんです。

目の違和感があるときは必ず眼科へ

ただし、**これはあくまでも目に問題がないときの場合**です。

31ページの「装着前の目の20秒チェック」などを毎日行うことが大切です。

少しでも目に異常を感じたら、必ず眼科に行って診てもらいましょう。

コンタクトの材質や保存液へのアレルギーなど、個々の体質によって合わないコンタクトもあります。

何日か装着することでわかる場合もあります。

コンタクトのつけ心地もよく、見えやすいようでしたら、次回からは処方箋は必要ありません。

しかし、眼病は自分では気づかない場合もあります。

そのため、目の安全を守るためにも、**季節に1回など、できる範囲で大丈夫ですので、定期的に眼科で検診を受けておくと安心**です。

17 お子さんが初めてのコンタクトで不安、どうすればいい？

２０１９年に、慶應義塾大学医学部眼科学教室の坪田一男教授らが、東京都内の小中学生約１４００人を対象とした調査を行ったところ、**都内小学生の約 80%、都内中学生の約 95%が近視であるという結果**が出たと発表し、驚いたのを記憶しています。

お子さんの近視増加に伴い、コンタクト装着の低年齢化も進んでいるように感じています。

確かに、部活などでスポーツをがんばりたい年齢ですし、おしゃれにも目覚めてくるお年頃です。

メガネだと不自由な場面があったり、コンタクトに憧れを抱いたりしますよね。

コンタクトにすることで、見え方が変わり集中力が発揮できるようになる可能性もあります。

さて、**お子さんがコンタクトデビューする場合、どのようなコンタクトが適している**のでしょうか。

最初は、コストを抑えることを考えて2weekタイプを買うことが多いように感じています。

しかし、お手入れのための保存液や消毒液を用意したり、そのお手入れがしっかりとできているのかをお家の方が確認したりする必要があります。

最初のうちは丁寧にケアをしていても、慣れるうちに雑になっていくのはお子さんに限らず大人でもよくあることですよね。

そういったことを考えると、**やはりコンタクトデビューは1dayタイプがお勧め。1dayタイプでしたら、1日中使わない場合でもその場ではずして捨てられますし、1日の終わりにケアする必要はありません。**

少しコストはかかりますが、ケア用品のコストや手間を考えると案外違いがなかったりします。

成長につれてコンタクトにも慣れ、きちんとケアができるようになってから2weekタイプにするなど、段階を踏んでいくのがいいと思います。


また、52ページでお話しした通り、コンタクトの装着に年齢制限はありませんが、**長時間の装着はあまりお勧めしない**とのこと。

メガネとコンタクトの二刀流で、必要なときに、できるだけ短い時間つけるようにしてください。

未来のお子さんの目を守るためにも、はずし忘れがないか、装着時間が長くなっていないかどうかは、しっかりと確認してあげてください。

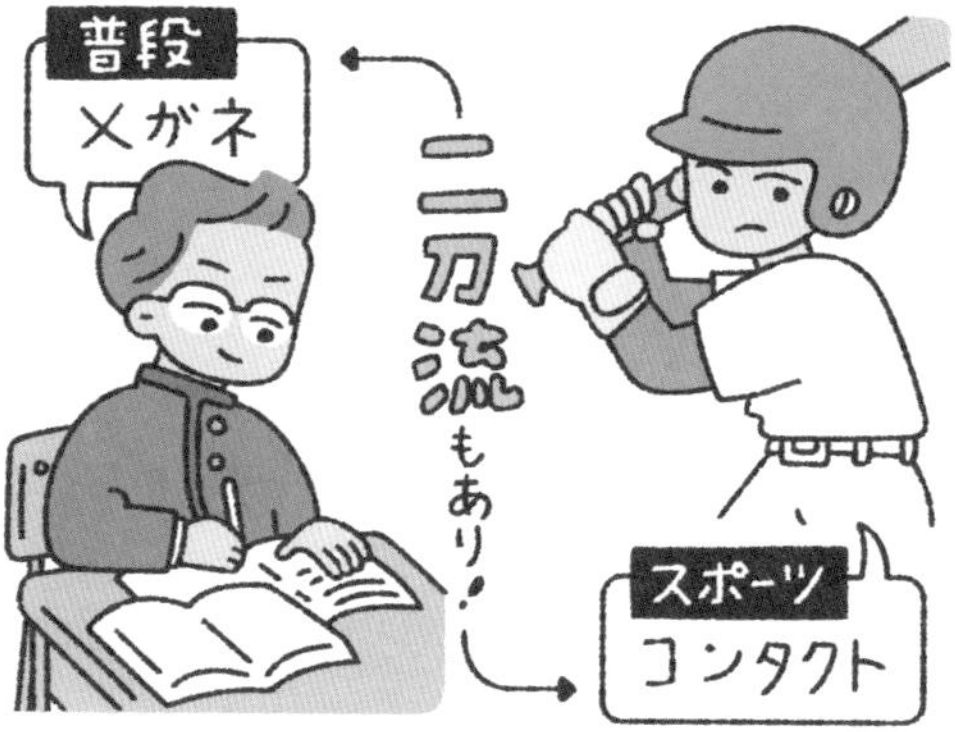

18

コンタクトをつけたまま**お風呂**に入っていい？

お風呂にはコンタクトをつけたまま入っているという人、意外と多いのではないでしょうか？

裸眼だと視界がぼやけて、シャンプーとリンスを間違える……なんてこともありますよね。

しかし、**コンタクトをつけたままお風呂に入るのは、絶対にやめてください！**

水分を多く含むコンタクトを入れた目の中は、温かく湿っていて菌が住みやすい環境です。

コンタクトをつけている目は涙による自浄作用が弱くなるため、**お風呂の水に含まれる雑菌が増殖して眼病を引き起こす可能性があります。**

たとえ面倒でも、自分の目のためにお風呂ではコンタクトははずしましょう。

それだと、お風呂の中が見えにくくて……、と悩む方もいらっしゃることでしょう。

そこで1つアドバイス。直前でコンタクトを取ると、それまでとの見え方の違いで、より見えにくく感じることもあると思います。

お風呂に入るちょっと前に、コンタクトを取って、少し目を裸眼の視力に慣らしてから入ると見えやすく感じるのではないでしょうか。

コンタクトは水が大敵

この流れでおわかりかと思いますが、**水道水でコンタクトを洗うのももちろんNG**です。

菌の問題もありますし、水道水はコンタクトの水分と浸透圧が異なるため、コンタクトが変形する場合があります。

コンタクトをつける際に洗面台に落としてしまうこともよくありますよね。

それをそのまま、またつけるのも実は危険です。

洗面台の上の水に触れた時点でアウト！

たかが水、されど水です。

菌の繁殖も考えられますので、いさぎよく捨てましょう。

サウナやプールでのコンタクトもNG

最近ではサウナ人口も増えていますが、サウナでもやはりコンタクトははずしましょう。

サウナ内の熱で変形するというよりも、問題はサウナでかく大量の汗。

汗には多くの雑菌がいます。

そのため、目に汗が入ってしまうサウナでのつけっぱなしは、目の健康のことを考えるなら避けましょう。


プールも海も同じです。

とはいえ、せっかくの水着、ひと夏の思い出、より鮮明に記憶に残すためにも、コンタクトで楽しみたい！というお気持ち、よくわかります。

そうした方は、できるだけ目にプールや海の水が入らないように注意し、**海やプールから上がった後、新品のコンタクトに交換**するようにしてください。

なお、水から上がった後の目は雑菌が繁殖しやすくなっていますので、時間を置いてから装着するようにしてくださいね。

しっかり泳ぎたいガチ勢の方々は、度付きのゴーグルがありますので、そちらの装着をお勧めします。

眼科で相談してみるのもいいでしょう。

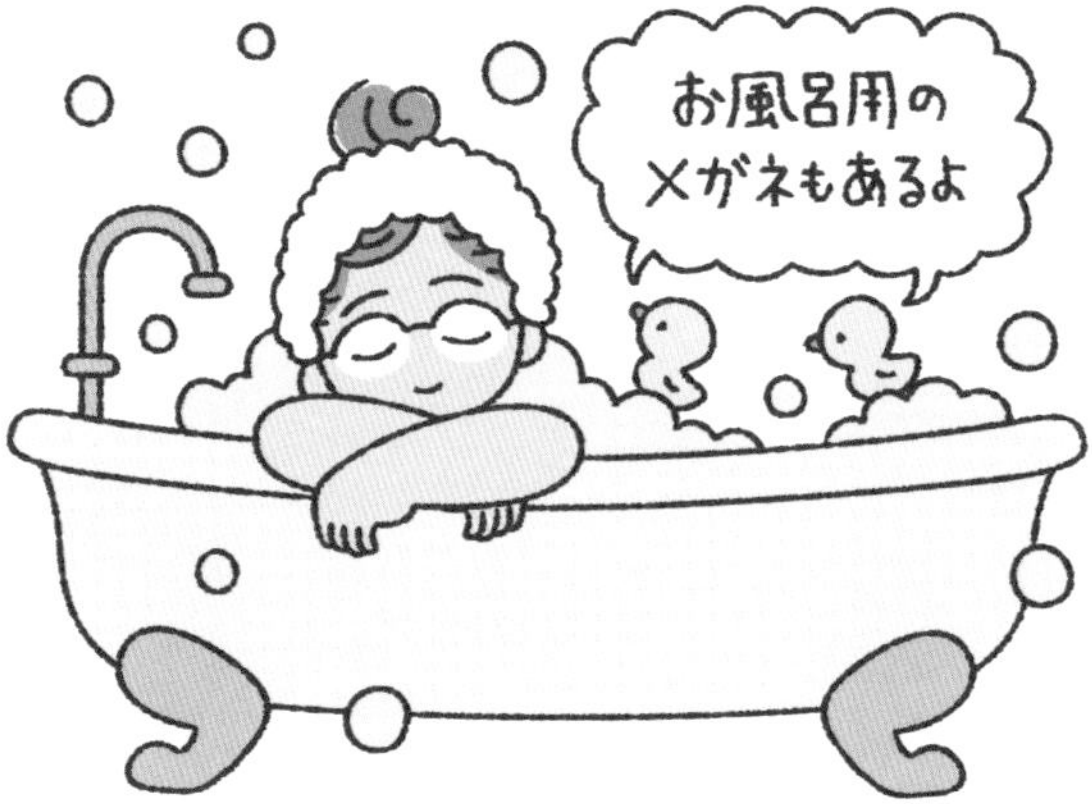

19 コンタクトをスパッと入れられるコツは？

初めてのコンタクト、「目に異物を入れるのが怖い」と思ってなかなか入れられない方もいると思います。

眼科で練習しても、何度やっても入らずに焦ってしまい、挫折してしまうパターンも……。

そんなときの合言葉。それは、**「コンタクトは友達！」**です。

一体何を言っているんだと思われている方もいるかもしれませんが、これ、冗談ではありませんよ。

コンタクトは、これから誰よりもあなたの近くで、一緒にいろいろな景色を見てくれる生涯の友。

決して異物ではありません！　ベストフレンドであり、ベストパートナーです。

そんな気持ちとともに、怖がらずにトライしてみることが大切です。

個人的には、**初心者の方こそ怖がらず、大胆に入れてみてほしい**と思います。

裏表の確認や装着液も手助けに

つける前に**コンタクトの表裏を見分けるのも、重要なポイント**です。

見分けるコツは、コンタクトを人差し指に乗せて、真横からその形を見ること。

きれいなお椀の形になっているなら正しい状態、ふちが外側に反り返って見えたら裏返しの状態です。

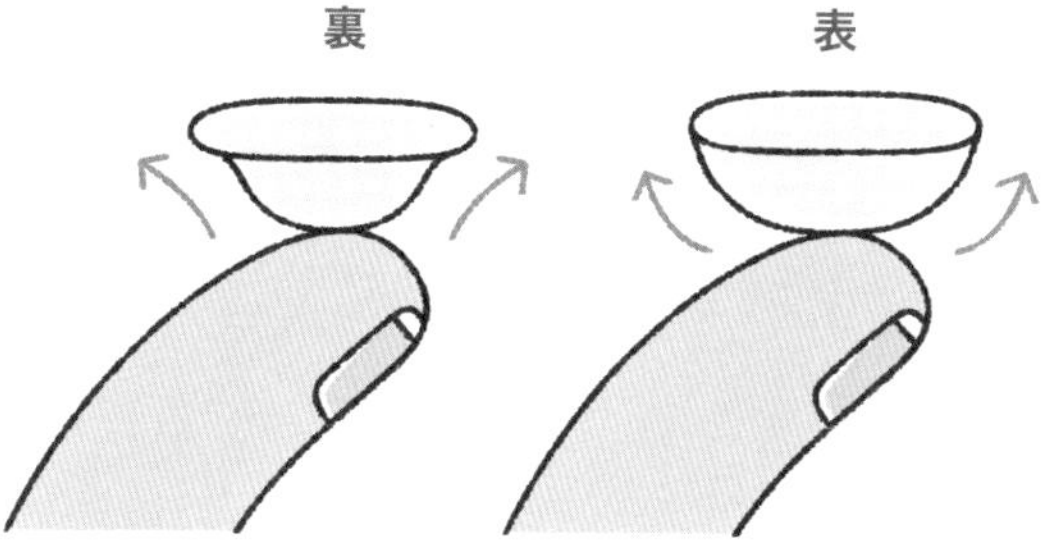

乱視用のコンタクトには種類によっては決められた位置があるため、ガイドマークがあります。

正しい位置になるように動かしましょう。

そして、**つけるときは上下のまぶたをしっかり開きます。**

開き足りないとまつ毛やまぶたにあたって入りづらくなります。

両目で鏡を見ながらのほうが入れやすいので、入れないほうの目もしっかりと開けましょう。

黒目に乗せたらゆっくりとまばたきをするとコンタクトがなじみます。

また、**「コンタクト装着液」を使うのもお勧め**です。

装着液はコンタクトをつける前に、コンタクトに1〜2滴ほどたらすことで、うるおいを与えて装着しやすくするアイテムです。

うるおうことで目に装着しやすくなり、装着時の摩擦も防いでくれます。

なお、装着液は目薬ではないので、直接目にささないように注意してください。

千里の道も一歩から。

コンタクトマスターへの道は一日にして成らず。

サッカーのリフティングと同じで、何度も回数を重ねるうちに、スパッとうまくいくようになる瞬間がきっと訪れます。

そのときが来るのを楽しみに、トライしてみてください。

ただし、**痛い場合には無理をしないこと。**眼科医にきちんと相談してくださいね。

20

落としたコンタクト洗えば使ってOK？

もし、あなたが食べ物を菌が繁殖しているテーブルや床などに落としてしまったら、それでも拾って食べますか？

食べませんよね。

コンタクトも同じです。

目に入れるものなので、食べ物と同じように気をつけないといけないものです。

コンタクトを落としてしまったら、1dayタイプ、2weekタイプ関係なく、**再装着はせず必ず捨ててください！**

たとえ、洗面台の上に一瞬落として、「ギリギリセーフ！ 3秒ルール！」と思ったとしても、残念ですがそこでそのコンタクトとはおさらば決定です。

前述の通り、コンタクトはスポンジのような性質を持っているため、菌や水分を吸収しますし、水道水でコンタクトが変形する可能性があります。**たとえ、消毒液で丹念に洗ったとしても、菌は完全にはなくなりません。**

２weekタイプを開封した初日にそんなことがあったら……。そのお気持ちはわかりますが、目の健康のためにはさよならする覚悟が必要。あなたの未来のためにきっぱりお別れしましょう。

メイク落としはコンタクトをはずしてから

「落とす」といえば、コンタクトをつけたままメイク落としをしている方、案外多いのではないでしょうか。**メイク落としは、必ずコンタクトをはずしてから**にしてください。

どんなにしっかりまぶたを閉じていても、クレンジング剤が目に入ることがあり、コンタクトの汚れや変形につながります。

コンタクト装着時に限らず、裸眼の状態でも目の健康にとってよくありません。

目の負担にならないアイメイクの落とし方としては、アイメイク専用のリムーバーをコットンに適量つけ、目をきちんと閉じて10〜20秒ほど上まぶたに軽く押し当てます。

メイクが浮いてきたら、優しく拭き取りを。**ゴシゴシとこするのは目にクレンジングが入りやすく、皮膚も傷める**のでやめてください。

マスカラは、コットンをまつげの下に当ててから、クレンジングをつけた綿棒で優しくまつげをなでるように落としましょう。

なお、メイクは、コンタクトをつけた後にするのが鉄則。

ただし、目のふちギリギリまでアイメイクをすると、コンタクトに付着することがあるのでご注意を。

21 目に虫が飛び込んできた！ そのままつけていい？

自転車を運転しているときなどに、虫が目に飛び込んでくること、ありますよね。

口は閉じていれば大丈夫ですが、目の場合は開けていないといけないですし、ゴーグルなどをつけていない限り、とても無防備な状態です。

虫が目に飛び込んできたら、まずは落ち着いて自転車を止めてコンタクトをはずしましょう。

まばたきを繰り返し、異物を涙で流します。

それでも異物感がとれない場合は眼科へ。

1dayタイプはワンタイム。**一度はずしたら捨てるものですので、別のコンタクトに必ず替えてください。**

虫に限らず、コンタクトがずれたときも同じように替えるのが基本です。

しかし、手元に今つけているコンタクトしかない場合、はずしてしまうとその後が困りますよね。

視力がかなり悪い方は、裸眼で街中を歩くなんて、お化け屋敷に入るより怖いことだと思います。

目に虫が飛び込んできたとき以外にも、災害や予期せぬ宿泊などコンタクトをはずしたり、替えたりしなければならないタイミングはいつ訪れるかわかりません。

そんなときのために**予備のコンタクトを持ち歩く習慣をつけましょう。**

予備のコンタクトは、筆箱の中やポーチの中、いつも使っているカバンのポケットの中、会社員の方は、会社のデスクに入れておくのもいいかもしれません。

また、予備のメガネを持ち歩くことも忘れずに！　目の違和感でコンタクトをはずしたいときや、震災時など、コンタクトのケアが難しい場合に安心です。

なお、災害時はコンタクトよりもメガネを推奨しますので、そのときのために、メガネの度数を定期的に合わせておくことも大切です。

お家の中では「へそくりコンタクト」を

そしてもう1つお勧めしたいのが、**お家の中でいろいろな場所にコンタクトを忍ばせておく「へそくりコンタクト」**です。

メインの置き場は洗面台などにしておき、そのほか、巾着袋などに入れて、カバンの中に入れたり、収納ボックスに入れたり、化粧品ボックスの引き出しなどにいくつか入れたりしておけば、メインの置き場のストックがゼロになり「やばい！　コンタクトがない！」というときに便利。

コンタクトをよく切らす方や、定期購入を利用していない方にお勧めです。

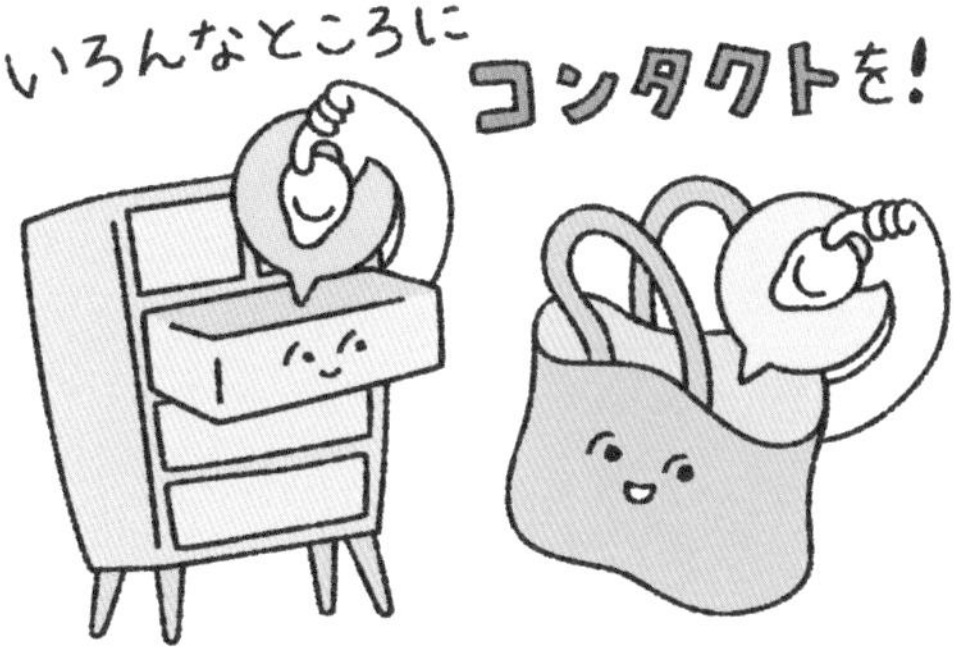

22

コンタクトを2枚重ねてつけるのはOK?

度が入っていないカラーコンタクトレンズ（カラコン）と通常のコンタクトを2枚づけする方、たまに聞いたことがありますが、とても危険ですのでやめてください！

「この度なしのカラコンの色が気に入っているの！　度が入っているカラコンは高い」という気持ちももちろんわかりますが、**視力矯正が必要な場合には度の入ったカラコンを購入**しましょう。

コンタクトは目の丸みに合わせて薄くつくられており、異物感を覚えにくいですが、1枚でも目の中に入れて痛くないのが不思議なくらいなので、2枚重ねるなんて言語道断です。

とはいえ、コンタクトを2枚重ねるなんて、違和感があったり痛かったりして、そもそも無理なのでは？

と思わる方も多いと思いますが、実際、**目の中に27枚のコンタクトが入っていたのに、気がつかなかった方がいるんです。**

このショッキングなニュースが発表されたのは、2016年のこと。英国で白内障の手術を受けようとした67歳の女性の右目から、なんと27枚のコンタクトが発見されました。

それまで目に不快感があったものの、ドライアイや年齢のせいだと思っていたといいます。

その女性は35年間、使い捨てのコンタクトを使用していたそうですが、いつから積み重なっていたのかは不明。

なかなか驚きのニュースですよね。これはかなり珍しいケースではありますが、皆さんもコンタクトをはずした際には、きちんと目からなくなっているか確認してください。

23

コンタクトをどうしても長時間つけるときの裏ワザってある？

これがコンタクトの一番の欠点といってもいいのですが、コンタクトにはタイムリミットがあります。

コンタクトの装着は、**ソフトコンタクトだと12時間（シリコーンハイドロゲル素材のコンタクトは16時間）、ハードコンタクトだと15時間まで**とされています。

この時間を超えた装着は目にかなりの負担となるため、やはりやめていただくのが一番です。

よく「長時間つけても大丈夫な裏ワザを教えてください」と聞かれることがありますが、残念ながら、目の健康を第一に考えたらコンタクトを長時間つけられる裏ワザは存在しないのです……。

もしも、最大時間装着する場合には、目薬などで目の乾燥を防いだり、少しでもはずせるタイミングがあれば、メガネにする時間を設けたりできるといいですね。

20-20-20ルールで目を守る

デスクワークの方や学生さんなど、パソコンやタブレットなどを近くで見る時間が多い方は、目の疲労を防ぐためにも「20-20-20ルール」を取り入れてみてください。

「20-20-20ルール」とは、アメリカ眼科学会が推奨している眼精疲労やドライアイの予防についての提案です。

目と画面の距離が30㎝以内の時間が長くなると、近視が進行するとされるので、その時間を意識して減らそうというものです。

【20-20-20ルール】

① **20分**継続して画面を見たら
② **20フィート**（約6m）離れたものを
③ **20秒**間見て休憩する

やり方はとても簡単。これを繰り返すだけです。

とはいえ、仕事や動画に集中していると、20分はあっという間に過ぎてしまいますよね。

その場合には、アラームなどをセットしておくといいでしょう。

パソコンを見ているときはまばたきが減るため、意識してまばたきをすることも大切です。

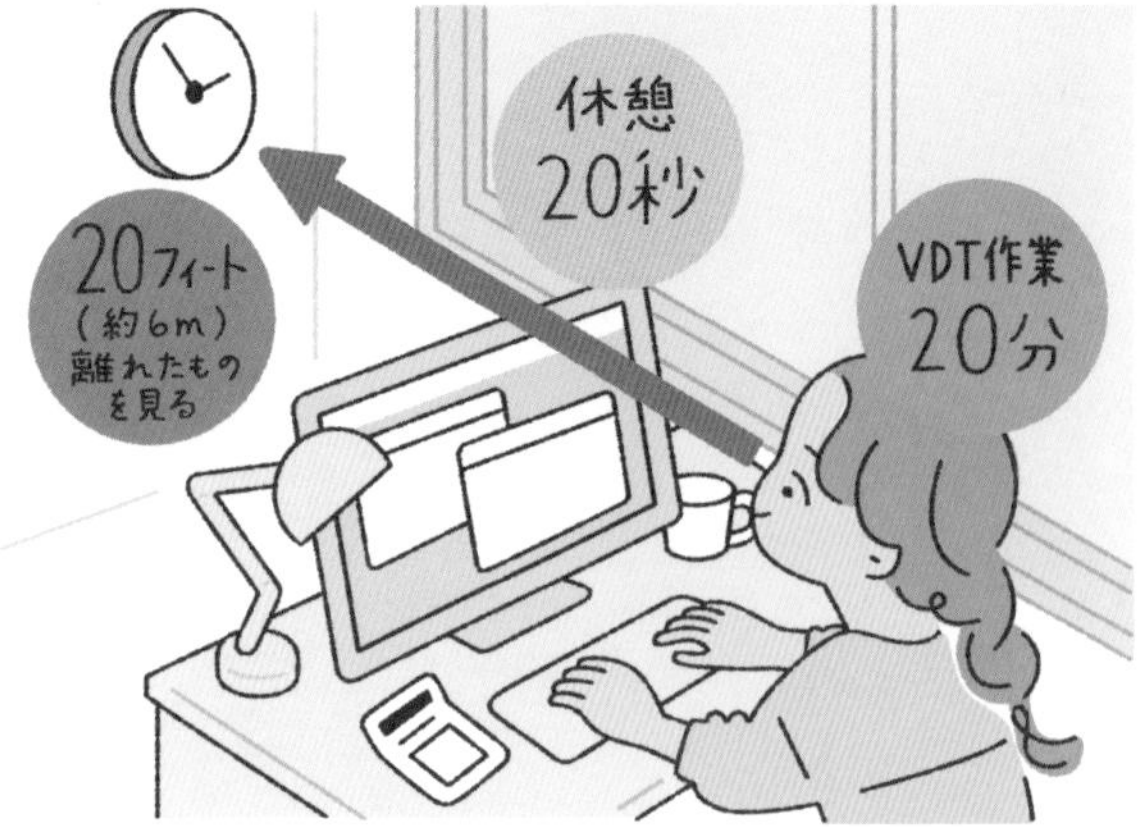
休憩
20秒
VDT作業
20分
20フィート
（約6m）
離れたもの
を見る

24 コンタクトをつけると視力が低下するのはホント？

コンタクトをつけていると視力が低下する。そういってコンタクトを避けているという人にも少なからず出会います。

では、コンタクトによって、本当に視力が低下するのか？

河内先生に聞いてみたところ、どうやらホントのようです。

しかし、Ｐａｒｔ１で述べたことを守れば、そこまでセンシティブにならなくてもいいそうです。

なぜなら、裸眼でもメガネでもコンタクトでも視力低下は起こりうるからです。

ただし、気をつけたいのは、**装着時間が長いとドライアイや目の疲れにより、通常の視力が出にくい状態になること**です。

黒目の表面の涙の保護層がきれいな層になっていると、クリアに見えて視力が出やすいのだそうです。

しかし、ドライアイの状態で乾燥し、保護層が波打った形になると、見えにくくなります。

コンタクトの人が夕方見えにくいのは、ドライアイになっていることが多いので、もし夕方以降に目薬をつけて、目にうるおいを与えて見えるようになるならば、その視力低下はドライアイが原因です。

眼精疲労で視力が低下した場合は、疲労が取れることで戻ることが多いともいいます。

そもそも、視力の低下というのは大きく分けて2つだそうです。

1つは、成長によるもの。成長すると眼球が大きくなり、眼軸長《がんじくちょう》という眼の奥行きの長さが延び、焦点距離（焦点が合う距離）も延びるため、手前で像が結ぶようになるのだそうです。

それにより近視化が進みます。

もう1つは適応力。たとえば、遠くをよく見るためにメガネやコンタクトを利用している人が、**近くを見続けると脳が「近くを見ることが大事なんだ」と認識して、近くに焦点を合わせるようになる**のだそうです。

近くに合わせるためには近視化しないといけないため、さらに近視が進んでしまうというわけです。

その状態で今度は遠くを見ると、合わせたはずのメガネやコンタクトが合わなくなっているため、「近視が進んでいる！」となってしまう。

これはメガネやコンタクトのせいではなく、**ピントを合わせる筋肉が変化する**からなんですね。

繰り返しになりますが、以上のことからあまりセンシティブにならなくてもよいですが、正しい使い方だけはしっかりと守ってください。

25

コンタクトで特に気をつけなければならない目の病気はあるの？

コンタクトを使用している人は、裸眼の人よりも目の病気に気をつける必要があります。

コンタクトの誤った使用で起こるもの、コンタクトが合わなくて起こるもの、乾燥で起こるもの、目の病気はたくさんあります。

とはいえ、過度に恐れる必要はありません。

きちんとした装着、ルール、そして眼科での定期的な診察で防ぐことが可能です。

ここでは、こういうことがあるという注意喚起の意味をこめて、それぞれの病気について、眼科医の河内先生に聞いてみました。

■角膜上皮障害

角膜上皮障害は、角膜の一番上にある上皮に傷がつき、ごろつきや痛みが出る症状です。

上皮は、乾燥した状態でまばたきするだけで傷つくほど繊細です。

普通にコンタクトを使用していてもなるものですので、目が乾きやすい人は目薬をさすなど、日ごろから気をつける必要があります。

■充血

コンタクトの装着時間を守っていてもなる場合があります。

黒目の角膜はものを見るためにに透明度を保つ必要があり、そのためには細胞に十分な酸素を与えなければなりません。

しかし、コンタクトを装着するとその黒目の部分にコンタクトで蓋《ふた》をした状態になり、酸素が入りにくくなります。

そこで、せめて黒目の周辺にだけでも血管から酸素を取り入れようとして、血管が拡張し充血するのです。

充血した場合は、必ずコンタクトをはずしましょう。

充血している目でコンタクトをした状態は、人間が酸素ボンベを持たずに水の中に長く潜っているのと同じ、ひどく苦しい状況です。

コンタクトをはずしたら、目の細胞が酸素をしっかり取り込んで回復できるように一晩は時間をおきましょう。

少しよくなったからといって、すぐにコンタクトをつけるのはNGです。翌日になっても充血が改善しない場合は、大きなトラブルになる前に眼科へかかりましょう。

■巨大乳頭結膜炎（アレルギー性結膜炎）

上まぶたの裏側に大きなブツブツができるアレルギー性の結膜炎の一種です。

コンタクトのケア不足、素材や保存液、コンタクトに付着した花粉などによって引き起こされます。

コンタクトの素材や保存液が原因の場合は医師と相談のもと、違うものに変更する必要があります。

2weekタイプを使用している場合、コンタクトが吸収した花粉やハウスダストによって起こることもあります。

レンズが花粉などを吸収するとこすり洗いをしても落ちません。

そのため、花粉症の方はそのコンタクトをつけるたびに症状が出てしまうので、アレルギー症状をお持ちの場合、結膜炎を防ぐためには1dayタイプを使っていただくといいでしょう。

■感染性角膜潰瘍《かくまくかいよう》

細菌や真菌（カビ）、ウイルスの感染によって起こる角膜の欠損で、激しい痛みや白目の充血、異物感などの症状が出ます。

コンタクトを規定時間以上装着したり、使用期間を守らずに使用したりした場合やコンタクトを正しく消毒していないことで、かかりやすい病気です。

一度角膜潰瘍になると、黒目に白くにごった部分ができ、目が見えにくくなることもあります。

なかでもアカントアメーバに感染し、角膜炎から角膜潰瘍になった場合、3週間程度の入院、さらには角膜移植が必要になる可能性もあります。

アカントアメーバとは水道水、川や水などにいる原虫で、コンタクトをつけたままプールや川、お風呂に入ることで感染します。

目に水が入ったにもかかわらず、そのままにしておくとアカントアメーバは増殖し角膜炎や角膜潰瘍を引き起こす可能性が高くなります。

悪化すると黒目に膿《うみ》がたまり、光を浴びただけで痛みが出る状態になるため、気をつけましょう。

重度の場合は失明することがある病気ですので注意が必要です。

26 海外出張や長期旅行のときのコンタクト問題はどうする？

海外に転勤になった、自分探しのために海外を放浪する。そんなとき、荷物を軽くするために、コンタクトは現地調達でいいだろう、大体どんな国でもコンタクトぐらいは売っているだろうと考えているならちょっと待ってください。

海外へは、日本で買ったコンタクトを持参するのがベスト！

海外でのコンタクト調達は意外と難しい

なぜなら、日本で買った同じメーカーの同じ種類を海外で買おうとしてもそもそも売っていなかったり、売っていたとしても模造品や不良品の可能性が高かったりするからです。

洗浄液にしても、果たしていつも使っている目に合うものが売られているのかも不安です。

国によっては、日本ほどコンタクトの文化自体が浸透していないこともあります。

また、費用も違います。

コンタクトをつくるために病院にかかる場合、国によっては保険適用がない場合もあります。

そうなると、海外でコンタクトを購入するのは割高になるのが現状です。

さらに**コンタクトは日本が一番安いといわれているんですよ!**

日本からコンタクトを持って行く場合には、日本で販売されているレンズにも不良品が混ざっている可能性はゼロではないので、多めに持って行きましょう。

目安は倍。
2泊3日なら1週間分くらいが目安でしょうか。

環境が違う海外はコンタクトの装着感も変わる

さらに海外ともなると、日本とは気候も違いますよね。

たとえば、湿度たっぷりのアマゾンでは調子がよかったのに、バリバリに乾燥したテキサスでは目の中がゴロゴロする……など気温だけでなく、湿度や風の具合によって、それぞれのエリアで装着感が違うことがあります。

環境がまったく違えばその分トラブルも起きやすいでしょう。

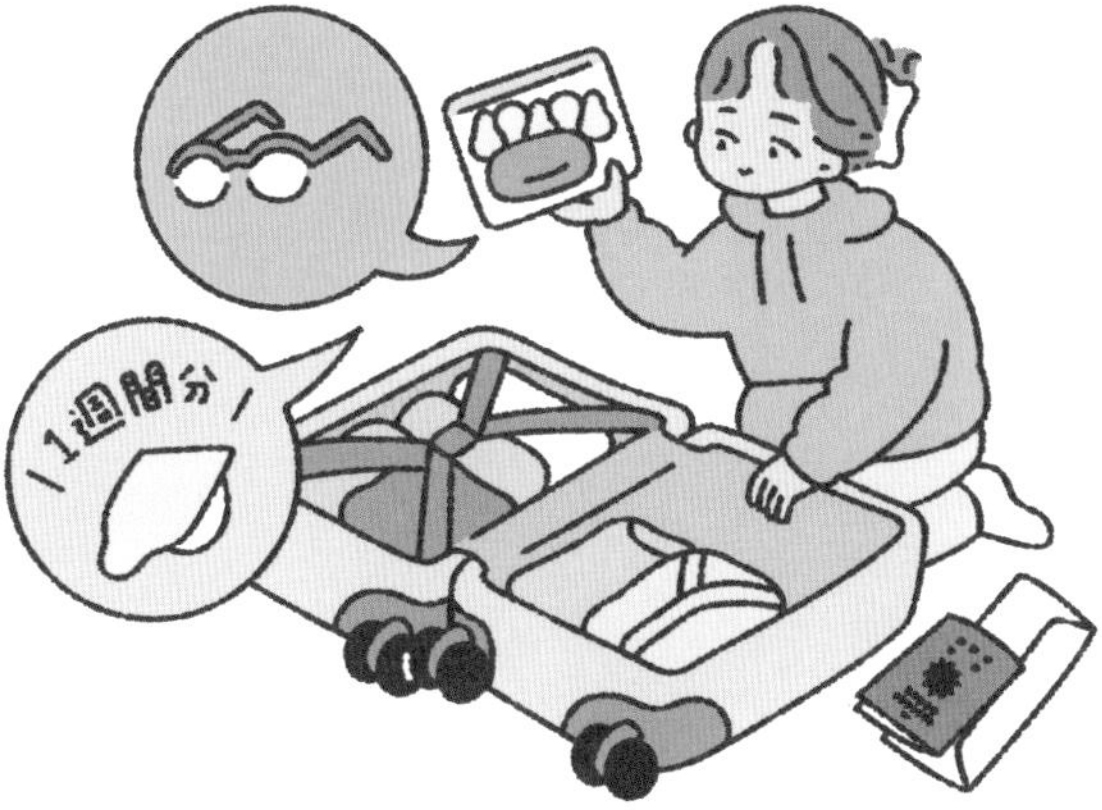

そのとき、病院にかかってうまく症状が伝わるのか、薬が合うのかも不安要素になりますよね。

このようにさまざまな条件を考えると、**海外では日本にいるとき以上に気をつけながらコンタクトを使用していただきたい**です。

少しでも異常に気がついたら、コンタクトをはずしてメガネにできるようにメガネももちろん持って行ってくださいね。

27 コンタクトをつけたまま爆睡！ いったいどうすれば……

飲み会から帰宅してそのままバタリと朝まで爆睡……なんてこと、身に覚えがありませんか？

飲んでいい気分で帰ってきて、そのまま寝たい気持ちは痛いほどわかります。

また、部活や授業、仕事などで、疲れ果てて、そのまま服も脱がずにベッドへ直行。もしくは、ＴＶやスマホを見ながら、リビングで爆睡してしまった。

そんな経験もあるのではないでしょうか。

しかし、**コンタクトをしたまま寝るのは絶対にＮＧ**です！

河内先生によると、寝ている間は涙がほとんど分泌されないため、目は乾燥して角膜に傷がつきやすい状態になっているうえ、菌も繁殖しやすい状態なのだそうです。

うっかりコンタクトをつけたまま寝てしまったとき、起きたらレンズが目に張りついてしまい、なかなか取れない、取ろうとすると痛くて無理！などのトラブルもよく聞きます。

最初に言った通り、寝ている間は目の中がカラカラですから、取りにくくなるのも当然のことですよね。

まずは、コンタクトをつけたままでもさせる目薬を試してみてください。

それでもどうしても取れない。とい

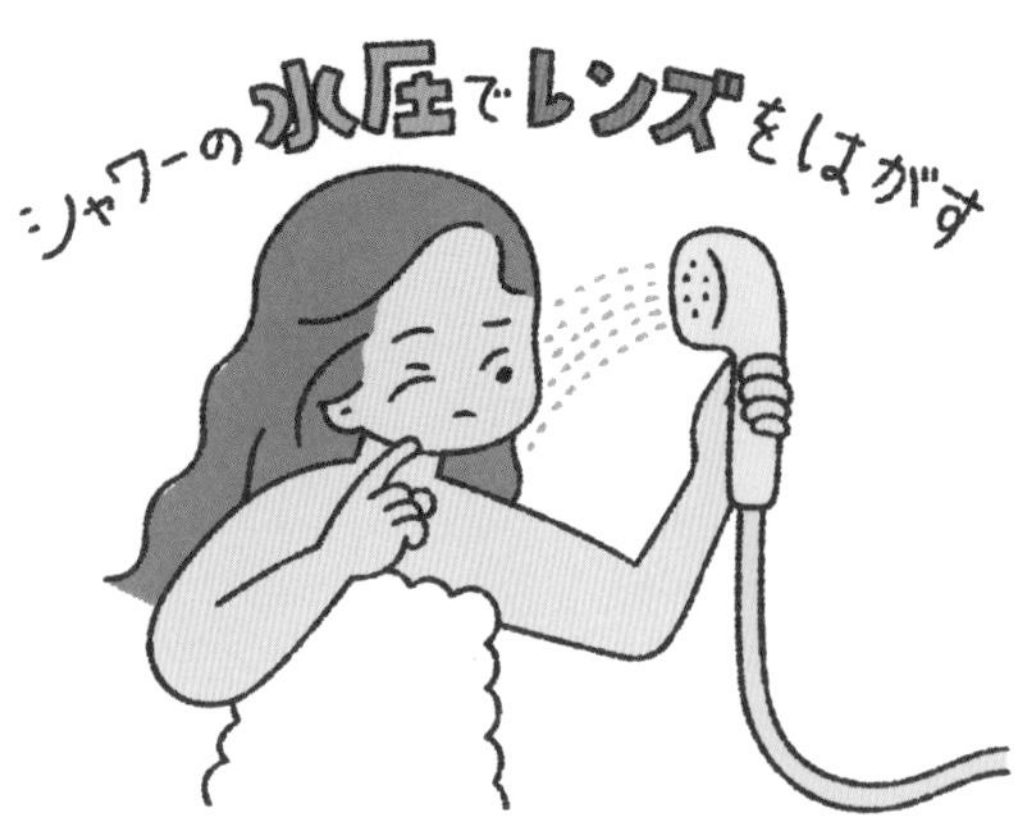

う困ったときには、前述したように、菌などの影響があるので、あまりお勧めはしないのですが、**強めのシャワーを目の横から当ててみてください。指でつまむよりも取りやすくなりますよ。**

寝る前の15分で黒目の保護層を回復

それでも、やはりコンタクトをつけたまま寝てはいけないのが鉄則。飲み会など「今日はたくさん飲んじゃいそうだな」という日はメガネで参加することをお勧めします。

また、寝る前にギリギリなんとかコンタクトを取れたとしても、15分は寝るのを我慢！

コンタクトで乾燥した黒目の保護層がその15分で回復しますので、回復してから寝ましょう。

また、念のための忠告になりますが、コンタクトをしたまま寝て起きた後、新しいコンタクトを入れるというのは、目にとってとても負担になります。

その日はメガネにするなど、「休肝日」ならぬ「休コンタクト日」にしてください。

また、河内先生が言うには、**会社のデスクなどでお昼休みに少しだけ寝たいときも、コンタクトははずしたほうがいい**とのこと。

たとえほんの少しの時間でも寝ている間は目が乾燥して傷がつきやすくなりますし、傷から菌が入って感染症という可能性も高まります。

1dayタイプは新しいものに替え、2weekタイプなどは保存液に入れ、洗浄してから使用しましょう。

28 せっかく使う目薬なら正しく効果的なさし方を

先ほど、コンタクト用の目薬のことに触れたので、この項目では、目薬についてお話しします。

目にうるおいを与えて乾燥を防いだり、コンタクトのゴロゴロ感、疲れ目などの対策だったり、**目薬を容量用法を守って、定期的に使うことは、より目に優しい快適なコンタクトライフの実現をサポート**してくれるはずです。

そこで、目薬とコンタクトについても河内先生にいろいろ聞いてみたので、ここでまとめさせていただきます。

まずお伝えしたいのは、コンタクトを装着しているときにさす目薬は、**必ずコンタクト専用のものを使用**してください、ということです。

一般的な目薬には防腐剤を使用しているものも多くありますが、その一方コンタクト用の目薬は防腐剤フリーの場合が多いのです。

専用のものを使用しなかった場合のことも河内先生に聞いたところ、2weekタイプのコンタクトを装着しながらその目薬を使い続けた場合、コンタクト内で防腐剤の濃度が上がり、角膜が溶けるなどの危険性があるのだとか。

コンタクトはスポンジのような性質を持っているので、成分を吸収して常に目に影響を与えてしまうようなのです。

また、コンタクト専用の目薬の多くは、涙の代わりとして乾きから目を守る目的がほとんどなのに対して、通常の目薬は何かの症状に対しての有効成分が含まれています。

それがコンタクト自体に影響を及ぼす可能性もあります。

もし、**コンタクト専用ではない目薬をする場合には、コンタクトを装着していない状態でさして、5〜10分おいてコンタクトを装着するといいと**のことです。

目薬の先端が目に触れないようにして

目薬をさす際は「2階から目薬」くらいの気持ちで上に離してさしましょう。目薬の先端が目に触れてしまうと、菌が容器内に入り繁殖してしまうので気をつけてください。

たとえ家族間であっても、菌が感染する可能性があるので、貸し借りは厳禁です。

さした後は、目をパチパチとさせるのではなく、考える人のポーズで目頭をぐっとおさえると、目薬の効果が持続します。

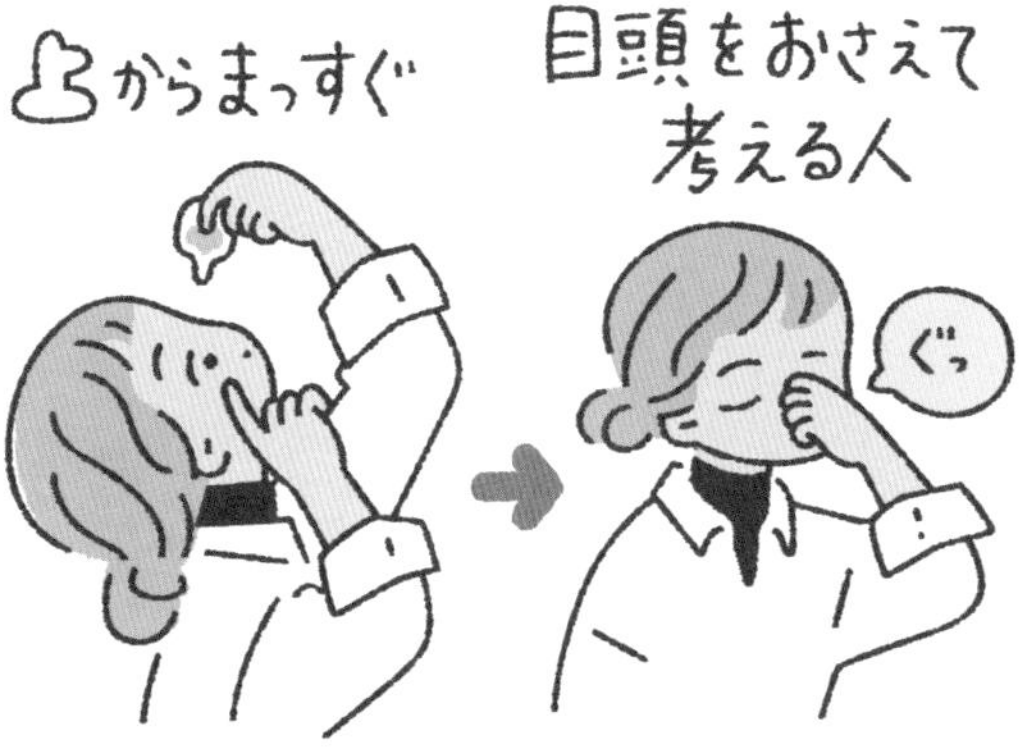
上からまっすぐ
目頭をおさえて
考える人
ぐっ

市販の目薬は意外と容量が入っているものも多いので、一度買うと1年以上同じ目薬を使っている、なんて人もいるかもしれませんね。

しかし、眼科で処方された目薬も**市販の目薬も開封から1カ月で使い切る仕様となっています。防腐剤が入っていないものの場合、もっと短いものもある**のでご注意を。

また、目が乾いたと感じるたびに目薬をさす人もよくいます。

使用頻度は1日8～10回程度にとどめてください。

乾燥するたびに目薬をさしてしまうと、本来備わっている涙を出す機能が退化。さらに涙が出にくくなる可能性もあるそうなので、心当たりのある方は気をつけましょう。

最近では市販の目薬もビタミンが入っていて疲れ目にいいもの、ドライアイ用など種類がたくさんありますよね。

コンタクトと一緒で、目薬もいろいろ試してみてください。

29 コンタクトライフが楽になる超絶お勧めのケアグッズ

毎朝コンタクトを装着するとき、「手に残ったタオルの繊維くずがコンタクトに付着して気になる！」なんてことありませんか？

コンタクトをつける前には、まずせっけんで手を洗い、しっかりと水分をとってからコンタクトを手に乗せる必要がありますね。そんなとき、**タオルで拭くと繊維くずが手に残ることがあります。**

普通のティッシュペーパーで拭くという弊社の女性スタッフからは、「ぬれるとすぐに破れるし、かすもついてしまうんです」との声を聞きました。

意外とこういう小さな困りごとって、自分では気がつかないうちにストレスにつながっているものです。

コンタクトユーザーにとっては毎日のことですし、新しい1日はストレスなくはじめたいですよね。

コンタクト着脱時にストレスフリーになれるタオル

そんな「小さなお悩み、大きなストレス」を解決するために、弊社が販売をはじめたのが、水に溶けにくく、繊維くずや紙のかすが出ないハンドペーパータオルです。

いろいろとありますが、**弊社でお勧めしているのが「スコッティ ハンドペーパータオルスマートタイプ」。**普通のティッシュの約3倍も丈夫で、繊維が手に残らない優れものです。

1回ごとの使い捨てなので、さらりと乾いた清潔な手でコンタクトを扱うことができますよ。

また、コンタクトの着脱時だけでなく、洗顔後のフェイスタオルや、洗面ボウルの掃除など洗面台まわりでマルチに活用できます。

ほかにも、**水泳用のセームタオルで手を拭くのもお勧め**です。セームタオルとは、吸水性が高い特殊な素材でつくられたタオル。普通のタオルと違って、水分をあっという間に吸収し、さらに繊維くずが出にくいのでコンタクト装着時に使うと便利です。

洗って何度も使えるのもいいですよね。

こういった便利アイテムを使いながら、コンタクトライフを楽しいものにしていきましょう！

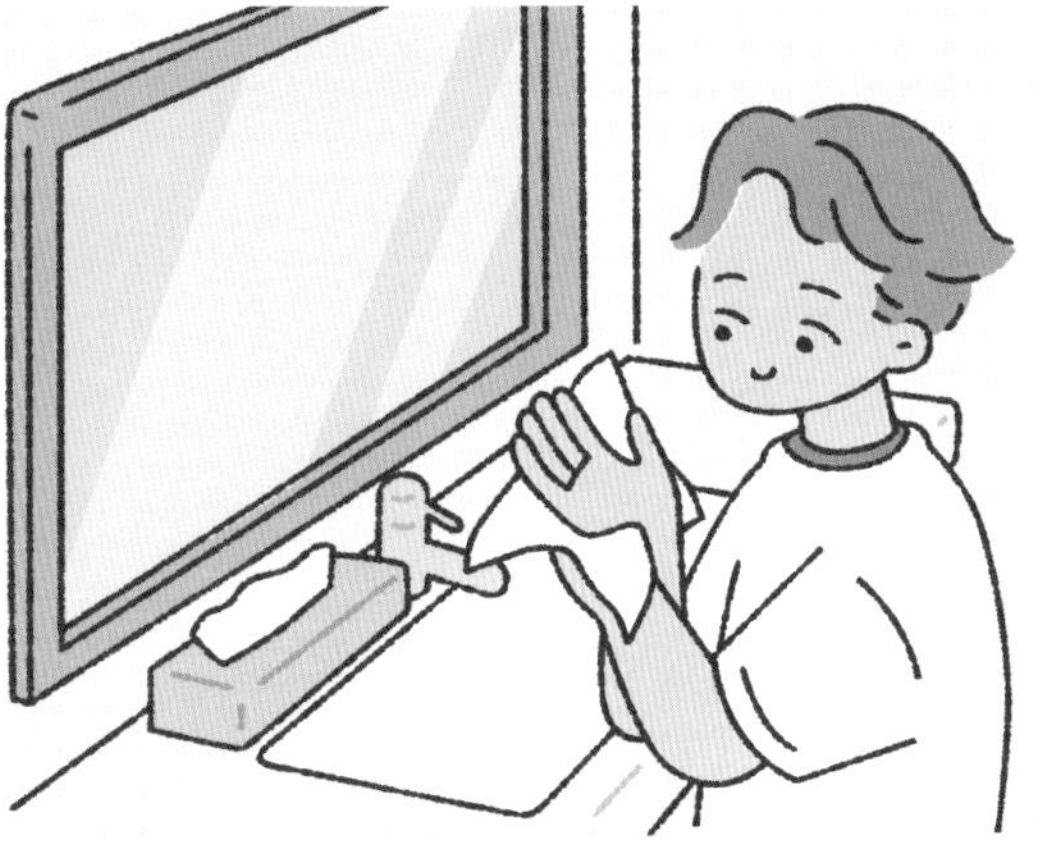

30
快適でサステナブルな コンタクト収納＆処理術とは

皆さんはお家のどこにコンタクトを置いていますか？
洗面所に置いている人がほとんどでしょうか。

コンタクトは、箱が大きかったり、左右それぞれのコンタクトがあったりなど、意外と洗面所のスペースを占領しがちなもの。しかも、商品箱そのままで置いておくと生活感が出やすいですし、取り出しにくい。
そこで、より快適なコンタクトライフのために、置き場所と収納容器を見直してみませんか。

コンタクトのベストな置き方は

そもそも、コンタクトの置き場所は洗面所がベストでしょうか。

慣れている人は鏡が必要なかったり、起きてすぐに装着したりする場合には寝室やデスクの上が便利かもしれませんよね。

置き場所を1カ所にする必要はないので、自分の生活導線をふり返って、ベストな場所を考えてみましょう。

毎日のことなので、置き場所を微調整するだけでも、日々の心地よさが変わるはず。

ただし「在庫管理はきちんと」がルールです。**ストック分は使用する場所ではなくストックゾーンで保管すると管理もしやすくなりますよ。**

収納容器選びもライフスタイルに合わせて

100円ショップで気に入った収納容器を見つけるのも楽しいものです。たとえば中身が見えるかわいいデザインのプラスチックケースや、シンプルなウェットティッシュケースは、コンタクトを収納するのにもぴったり。

インテリアになじむので、リビングなどにもそのまま置いておけます。

きっちり収納したいという人は、コンタクトがピタッとおさまるシンデレラフィットの容器を見つけてもいいですね。

コンタクトのケースが美しく並んでいるのを見るだけで朝のモチベーションも上がりますよ！

収納容器を購入する際には、コンタクトがどのくらい入るかも大切ですが、**容器が収納場所にぴったり収まるかもまた重要**です。

お店に行く前に置き場所の寸法も測っておくと間違いないですね。

コンタクトのような使用頻度が高いものは、出したりしまったりのアクションができるだけ少なくなるような収納にするといいようです。

自分の取り出しやすい場所は？

容器は？

など考えてみると自分に合った収納法が見つかると思います。

毎日使うものだから環境に配慮した処理を

コンタクトが入っている容器を「ブリスター」と呼びます。ブリスターはコンタクトを装着したらごみになりますよね。

それも1dayとなると毎日両目分、チリも積もれば大量のプラスチックごみが出ます。

このブリスター。実はリサイクルが可能です。

病院やメガネ屋さん、公共施設にブリスターのリサイクルボックスが設置されていますので、ぜひ利用してみてください。

また、コンタクトをつける場所に開封後ブリスター専用の箱を設置しておくと、ご

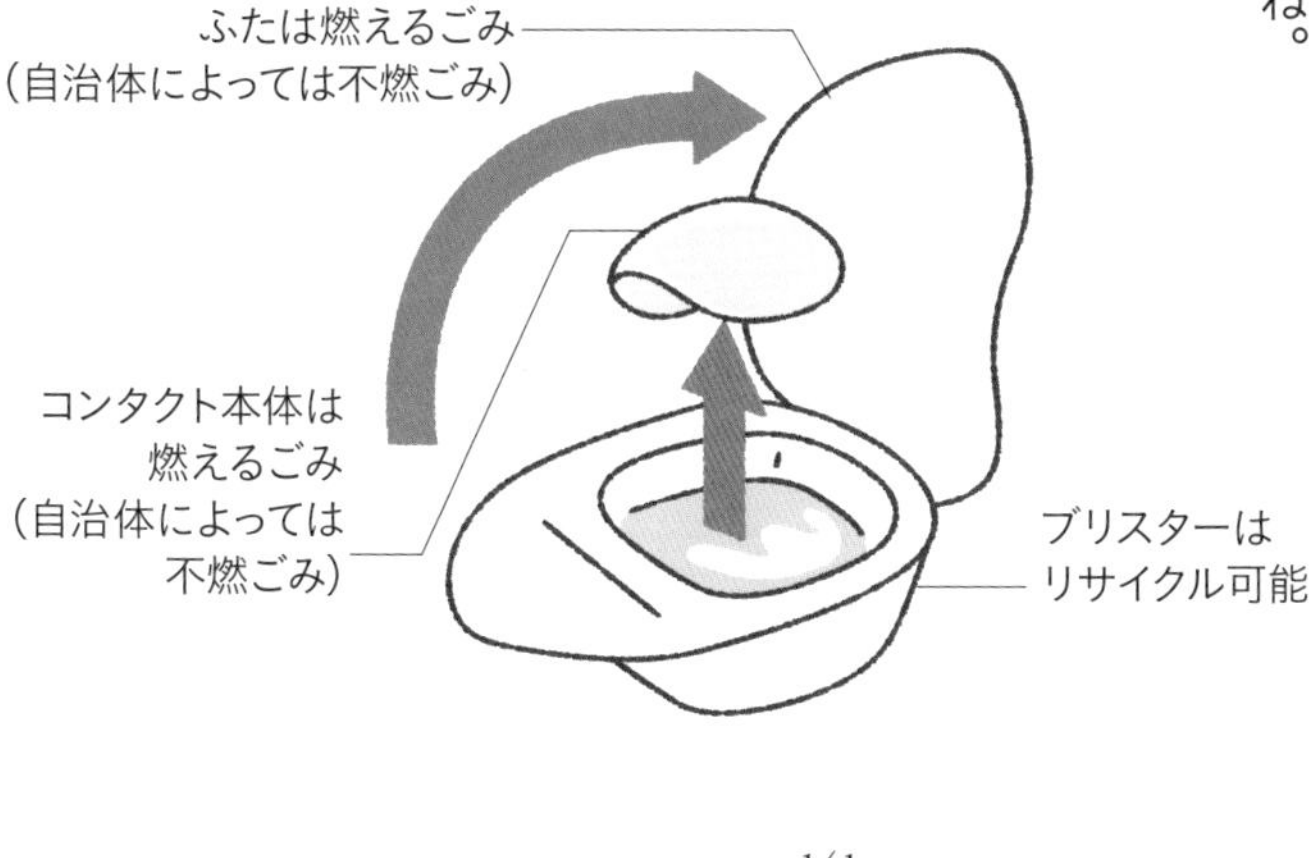

みの分別の手間も省けますね。

最後にコンタクト本体の捨て方について。ある調査によると、お風呂やトイレでそのまま流している人も一定数いるようです。

ですが、それはまったくのNGです。

はずしたコンタクトは、燃えるごみとして、ティッシュに包んで捨てるのが正解ですよ（自治体によっては不燃ごみの場合も）。

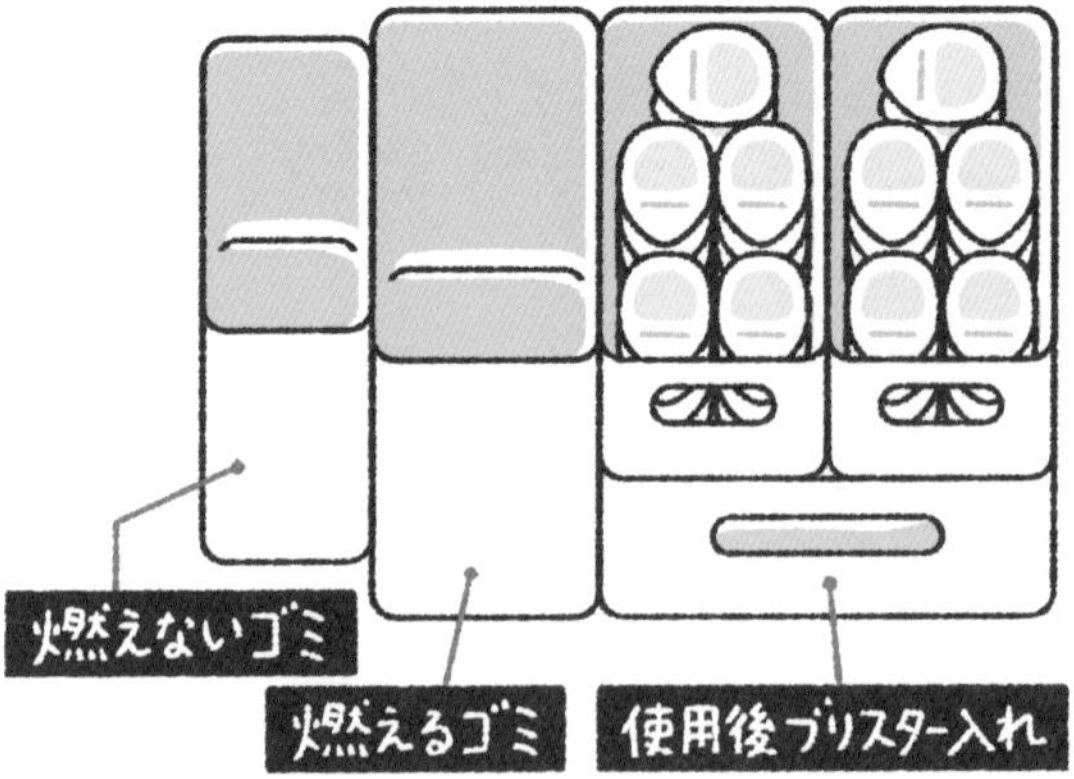

Part 4

コンタクトとパフォーマンスの関係

31 「見え方」で仕事のパフォーマンスは変わる？

コンタクトを通して「見える」をサポートし、日々の生活をより快適なものに、というのが私の願いです。

たとえば、今あなたが行っているように文章を読んで情報を得るときでも、パソコンを打ったり、メモをとったり、情報をアウトプットするときでも、目は、仕事をするうえで、非常に大きな役割を果たしています。

また、**目から入ってくる情報は、脳に伝達されて処理**されます。

この処理は、情報を記憶に結び付けるための基盤となります。

そのため、よく見えるということは、視覚情報を正確に処理し、記憶形成に役立つ可能性があります。

ちなみに、**視力のよい人はそうでない人に比べて認知機能が高い**というデータもあるそうです。

そして、視力以外にももう1つ、眼精疲労も作業効率に影響を与えているといわれています。

実際、夕方になってくると目がかすんできて、資料を読んでいても情報が頭の中に入ってこない、集中力が続かないといった経験をお持ちの方も少なくないのではないでしょうか。

そして、前述したように、コンタクトの度数が強すぎると、必要以上に眼精疲労はたまるものです。

つまり、**よく見えるコンタクト、自分の視力にぴったりのものをしっかりと選ぶことは、仕事や学業などのパフォーマンスを上げることに、大きく役立つ**というわけです。

32 男女も「勝負カラコン」の時代へ

皆さんカラーコンタクトレンズ、通称カラコンは使っていますか？

装着するだけという手軽さなのに、一瞬にして目元の印象を変えたり、おしゃれな雰囲気をまとったりすることができるカラコン。メイクをがんばるよりも簡単にイメージアップが図れるとあって、ユーザーは圧倒的に女性が多いのが現状です。

もちろん、そのようなファッションとしてのカラコンの楽しみ方もあると思いますが、私は、**カラコンは老若男女問わず、さまざまな活用方法があると**思います。

「今さらカラコンなんて恥ずかしい」

「自分には似合わない」……そんな心配はご無用です。

以前はとにかく黒目を大きく見せて盛るタイプが主流でしたが、「カラコンばれしたくない」というニーズの高まりとともに、さりげなく目力をアップするナチュラルなものがトレンドになっています。

色もデザインもバリエーションは多種多様に広がっているので、自分がなりたいイメージに合わせたカラコンを選ぶことができますよ。


目の色を明らかに変えて、いつもとは違う印象を相手に与えたい、という効果も可能ですが、**カラコンで一番変わるのは、相手への印象ではなく、自分の気持ち**です。

特に、ナチュラル系のカラコンは、ほとんど相手には気づかれません。

「なんか、いつもと雰囲気が違うかも」という程度で、それがカラコンによるものというのに気づく人はまれです。

しかし、年齢＝自分の目を見続けてきた本人は違います。

鏡を見てつけた瞬間、変わったことがわかります。

左は、私の会社の男性社員に協力してもらって、上は裸眼、下はカラコン（WAVEワンデー UV リング plus ナチュラルベール）をつけた状態でとった写真です。

カラコンをつけることによって、目力アップというだけでなく、顔全体の印象が明るくなっています。

また、目力がアップすると魔法みたいに気分までアップするもの。

人相学では、**黒目が大きい人は感性が豊かで、周囲の人への気配りができき、物事を広い視野でとらえることができる**とされているそうです。

デキる自分を自己演出するという意味でも、ここ一番でのカラコンは理にかなっているというわけです。

大事なプレゼンや面接など、ここぞというとき身に着ける勝負服のように、「今日はコレをつけているから大丈夫！」という自信を与え、精神安定剤になってくれる、**自分のための「勝負カラコン」を持っておく**ことをお勧めします！

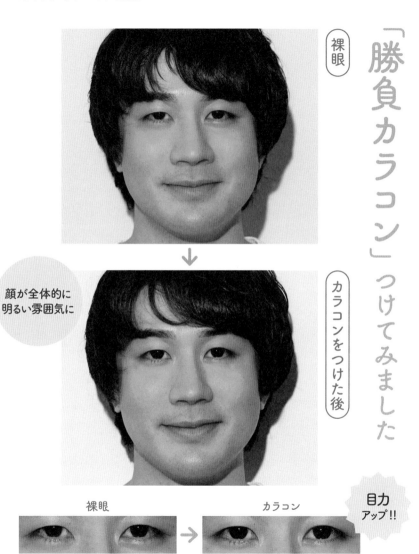

「勝負カラコン」つけてみました

裸眼

カラコンをつけた後

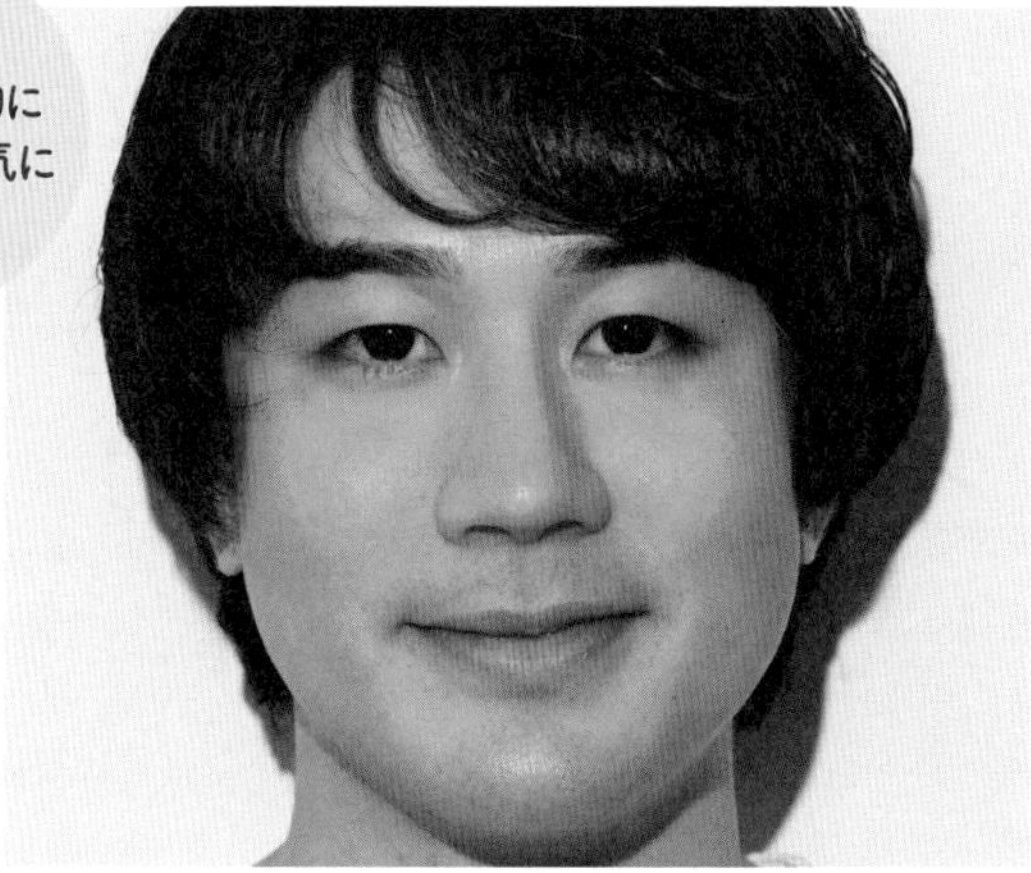

顔が全体的に明るい雰囲気に

裸眼

カラコン

目力アップ!!

では、どのようなカラコンを選べばよいのか。

ビジネスシーンにおいて間違いないのは、今のトレンドでもある、まるで裸眼のように見せながら自然に目元の印象を高めてくれるナチュラルなタイプのものです。

ブラウン系またはブラック系で色素が薄く、着色部分の直径が小さめのものがよいでしょう。

加えて、色・サイズともに重要なのがフチのデザインです。

フチが外側にいくほど薄くなっていく「ぼかしフチ」やフチが入っていない**「フチなし」を選べば、瞳になじんでナチュラルに見せることができます**よ。

また、髪の毛、眉毛、アイラインと瞳の色を合わせるのもはずさないカラコンの選び方といえます。

「白目：黒目：白目＝1：2：1が瞳の黄金比率」なんてよくいわれていますが、気にしなくて大丈夫です。

それより、目の大きさや形、瞳の色などによって、同じカラコンをつけても見え方や発色に違いが出るので、理想のイメージにぴったりなものが見つかるまでいろいろ試してみてください。

これまで、カラコンになじみがない人だと、「不自然な顔立ちになるのではないか」「かっこつけていると思われるのではないか」という思いを抱いて一歩踏みだせないということもあるかもしれません。

目の色を変え、いつもと違う印象の自分を楽しむ。

カラコンのよさはそれだけではありません。

ナチュラル系のカラコンなら、自然に顔の印象をよくすることができます。

前に座っている人が昨日どんな服装だったのかも覚えている人も少ないなかで、ナチュラル系のカラコンであれば、この目の変化に特に男性が気づくことは、ほとんどないのではないでしょうか。

だからこそ、これまで述べてきたように、勝負どきにはカラコンが有効なので、「カラコンばれ」を恐れずに、**ぜひ男性も、試してみてほしい**のです。

実際、30人程度の会社で働いているある40代男性に1カ月ほど（WAVEワンデーUVリングplusナチュラルベール）を装着してもらいましたが、ほとんど気づかれなかったようです。

「何かいつもと違わない？」と自分から話を振って、ようやく1人だけ、気がついたといいます。

「あまりにも気づかれず、少し寂しい気持ちもありますが、目力がアップした自分を鏡で見て自信を持てたので、**商談やコンペティションのときには、いつもよりエネルギッシュにプレゼンすることができました**」とうれしそうに話してくれました。

ぜひ、今までカラコンに縁がなかった人も「勝負カラコン」を試してみてください。

シーンに合わせてカラコンを

ナチュラルなカラコンに慣れてくると、だんだんそれだけでは物足りなくなってくるかもしれません。

さすがに、色が変わると気づかれやすくなり、職場でつけていることに抵抗感を持たれる方もいるかもしれませんが、プライベートで、ブルーやピンク、グレーなど、より変化のふり幅が大きい明るい色にもぜひ挑戦をしてみてください。

デートやちょっとしたパーティなどの特別なシーンで華やかさを演出したり、**テーマパークに行くとき、お気に入りのキャラクターに似せた色をつけたり**するなんて遊び心のある楽しみ方も面白いと思います。

こうしたカラコンは使用頻度が限られる場合も多いため、ワンデーでそろえておくと無駄にならずによいでしょう。

33

懐かしい！ カラコンの流行の歴史

カラコンの話が出てきたので、その歴史や構造について少しお話ししていこうと思います。

カラコンを最初に開発したのはドイツの「カール・ツァイス社」といわれています。

それが約20年前ごろから日本でもはやりはじめました。

2009年、高度管理医療機器に分類される**前のカラコンは、視力補正用としてではなく、雑貨（おしゃれ用カラーレンズ）**としてドン・キホーテ、ドラッグストアなどディスカウントショップやバラエティショップで多く販売されていました。

今では、視力補正用（度あり）も多く登場し「モアコンタクト」「クイーンアイズ」など、カラコンを専門に扱うECサイトで購入される方も多くいます。

カラコンが日本女性の間で流通しはじめたのは、1990年代の後半、安室奈美恵さんが、一大ムーブメントを起こした、いわゆる**「アムラーブーム」のとき**です。

その後、当時人気だった雑誌「egg」のモデルがカラコンをこぞってつけたことで、その認知は大きく広がることとなります。

そして、2000年代に入ると、益若つばささんがプロデュースをした「エンジェルカラーバンビシリーズ」、佐々木希さんがイメージモデルとなった「フランミー」、指原莉乃さんがプロデュースした「トパーズ」が人気になっていきました。

その時代の女性たちのアイコンとなるような人たちによって、さまざまなブランドがその名前を多くの人に知られていくこととなりました。

また、コンタクト市場に、雑貨扱いだったカラコンが高度管理医療機器に認定されたことで参入。度付きのカラコンが誕生し、カラコンブームがやってきたことで、カラコン市場が大きくなっていったようにも感じます。

国内のカラコン専門メーカーは、商品が国内展開メインでカラコンユーザーの流行にスピード感をもって対応ができるため、カラコン市場で伸びていったという印象です。

ちなみに、あくまで私個人の意見になりますが、今勢いのあるカラコンメーカーは**「エルコード」「ティーガーデン」「ピア」さん。これが御三家**といえるのではないでしょうか。

ですが、最近は、K-popアイドルの人気の高まりから、**「オーレンズ」**さんなど韓国メーカーも日本に入ってくるなど、各メーカーがそれぞれ独自の戦略によって、しのぎを削っている状況です。

いずれにしても、多くのメーカーが参入してきているということは、消費者側からすれば、いろいろなカラコンを選べる時代になったということです。

自分に似合うカラコンが選びやすくなったといえます。

カラコンの流行の移り変わり

さまざまなブランドが認知を広げる中で、時代、時代によって、カラコンのはやりも変わってきています。

昔は、目を非常に大きく見せるデカ盛り系、ギャル目になるカラコン。ベッキーさんやローラさんが人気になってくる頃には、外国やハーフの方のような、明るくきれいな瞳になるハーフ系カラコンがはやりました。

そこから、あまりカラコンをつけているということがわからずに、瞳を大きくするナチュラル系、そして、涙目系や目につやがでる韓国系カラコンなどが出てきました。

カラコンの主要メーカーとブランド

● エルコード

ブランド名	メインイメージモデル（敬称略）
レヴィア	ローラ
キャンディーマジック	鈴木愛理
シークレット キャンディーマジック	板野友美

● ティーガーデン

ブランド名	メインイメージモデル（敬称略）
ラヴェール	倖田來未
チューズミー	ゆうこす
エンジェルカラーバンビシリーズ	益若つばさ

● ピア

ブランド名	メインイメージモデル（敬称略）
モラク	宮脇咲良
トパーズ	指原莉乃
フェリアモ	白石麻衣
エヌズコレクション	渡辺直美

ナショナルブランド系

● ジョンソン・エンド・ジョンソン

ブランド名	メインイメージモデル（敬称略）
アキュビュー® ディファイン®	井桁弘恵

今では本当にさまざまな種類があるので、ぜひ、いろいろ試して楽しんでいただけたらと思います。

余談ですが、カラコンの色は、ベタっと印刷されているのではなく、下のように、小さな色の点（ドット）を集めてつけられます。

私は**「フチドット系」**と呼んでいるのですが、フチが濃い、はっきり目が大きくなるものは、フチにドットが密集しています。

逆に、フチにあまり色のついたドットが密集していない、**「ぼかしドット系」**と私が呼ぶものは、ナチュラルな仕上がりになるというわけです。

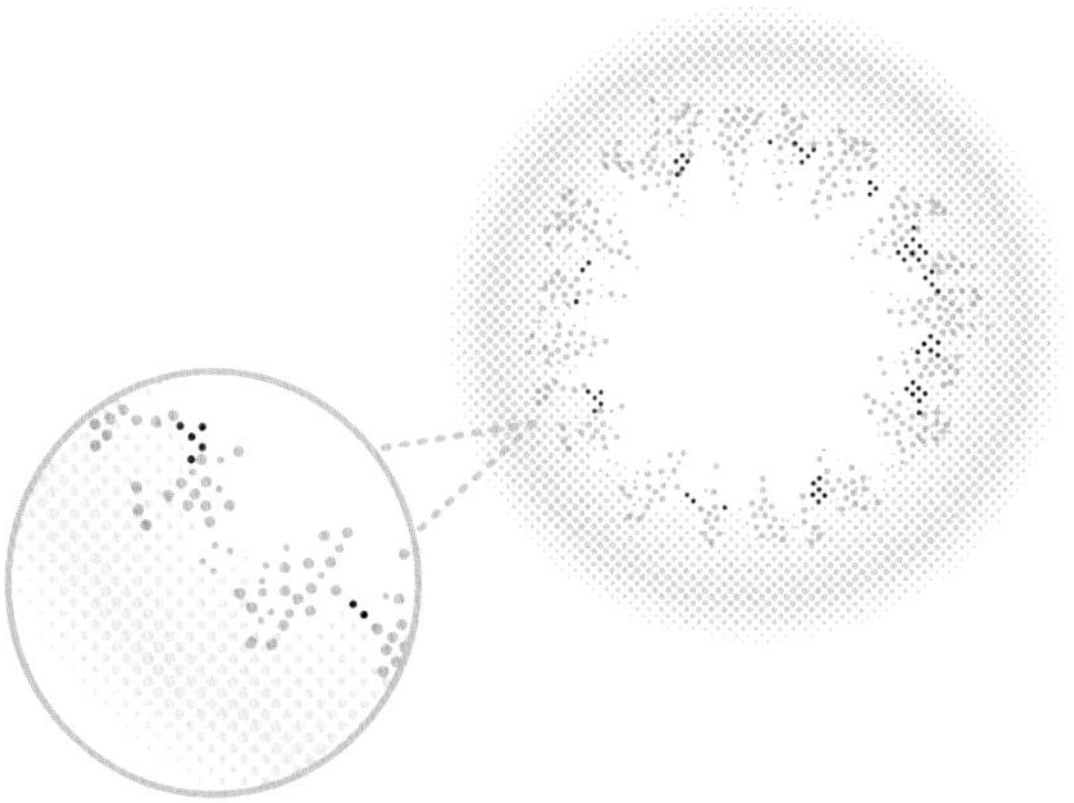

34

スポーツとコンタクトの深い関係

コンタクトの実力が最も発揮され、親和性が高い場所といえば、スポーツシーンではないでしょうか。

実際、部活などでスポーツをするときにメガネだと……という理由で、コンタクトに替えるという人は少なくありません。

激しく動いてはずれる、ボールなどが当たって壊れる心配が少ないというメリットもありますし、メガネだとフレームによって、視界の幅が狭まりますが、コンタクトだとそのようなことはありません。

おおよそ、**メガネの視界の広さは120°(度)で、コンタクトだと180～210°(度)**だと言われます。

幅広く、違和感なくよく見えることで、パフォーマンスを上げられる。コンタクトはそれを支援してくれるはずです。

予備のコンタクトは忘れずに

では、スポーツをしている人は、どのようなコンタクトを選べばよいでしょうか。

基本は、自分に合うものがよいと思いますが、おすすめは、落ちにくいソフトコンタクトです。

しかし、落ちにくいといっても、激しく動いたり、接触が多かったりする競技では、落ちる心配も十分に考えられます。

そのため、万が一落ちたときのことも考えて**1dayタイプで「置き勉」ならぬ「置きコンタクト」など、必ず予備を用意しておく**ようにするのがよいでしょう。

実際のところ、プロのスポーツ選手は、落ちたり、ずれたりしたときのために、多くの選手が予備のコンタクトを試合や練習に持って行っているようです。

私が代表を務める株式会社パレンテでは、このコンタクトとスポーツの親和性を鑑みて、B.LEAGUE所属のプロバスケットボールチーム 千葉ジェッツ、J1リーグ所属のプロサッカーチーム ヴィッセル神戸、そしてeスポーツチームのRush Gaming（ラッシュゲーミング）といったスポーツチームとスポンサー契約を結んでいるほか、さまざまなスポーツ選手とアイケアサプライヤー契約を結んで、選手たちをサポートさせていただいています。

そこで今回、サプライをしている幾人かの選手の方たちに協力してもらい、「見える」ことと競技のパフォーマンスの関係について、コメントをもらいましたので、その一部を紹介させていただきます。

スポーツ選手に
コンタクトについて聞いてみた

私が代表を務めるパレンテでは、さまざまなスポーツ選手に、
サプライヤーとして、コンタクトを提供しています。
そこで、今回はその選手の皆さんに協力していただき、
普段どのようにコンタクトをつけているのか、パフォーマンスとの関係性など、
コンタクトに関することをいろいろ聞いてみました！

CHIBAJETS

原 修太（はら・しゅうた）さん

プロバスケットボール選手（千葉ジェッツ）

私が、コンタクトをつけはじめたのは、高校の頃、リングが見えにくいなと感じたからです。つけやすさと乾きにくさを重視して、レンズは選んでいます。一度、コンタクトを忘れてつけていないまま試合に出たことがあるのですが、相手の番号が見えず、マッチアップした双子の選手を間違えたことがあります。やはり、目から入る情報をしっかりと認識するのは、スポーツ選手にとって、大切なことだと感じています。

金近 廉（かねちか・れん）さん

プロバスケットボール選手（千葉ジェッツ）

高校生のときに、視力が落ちたので、つけはじめました。バスケットボールでは、ハンドサインやアイコンタクトで試合中に指示を頻繁に出し合うので、「しっかり見えること」がとても大切なスポーツです。そのため、頻繁にはないのですが、試合中や練習中でも、ちょっと汚れたな、乾燥しているかなと思ったらつけ替えることがあります。会場が空調の影響で乾燥しやすい場所が多いので、乾燥しにくいものを選んでいます。

荒尾 岳（あらお・がく）さん

プロバスケットボール選手（千葉ジェッツ）

視力の低下が気になって、使いはじめました。最初は、違和感があったのですが、慣れればまったく気にならなくなりました。シュートやパス、相手からボールを奪うスティールなど、正しく見えることで、正しい距離感でプレーできることはバスケットボールにとっては非常に大切なことです。特に試合専用のコンタクトを用意しているということはないですが、遠征などでは、念のため、泊まる日数より2日分ほど多く持って行っています。

二上 耀（ふたがみ・ひかる）さん

プロバスケットボール選手（千葉ジェッツ）

片目があまり見えていなくて、それでもそのままプレーをしていたのですが、ケガをきっかけに「もしかしたら、その影響もあったのかも」と思い、つけはじめました。バスケットボールでは、シュートを打つとき、リングとの距離感がとても大切。よく見えるようになったことで、シュート力は上がったように感じます。使っているのは、1dayタイプのソフトコンタクトで、遠征中は、予備に2枚は多めに持って行くようにしています。

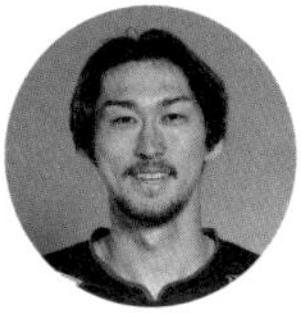

菊池 流帆（きくち・りゅうほ）さん

プロサッカー選手（ヴィッセル神戸）

© VISSEL KOBE

コンタクトをつけて14年。人生の半分近くは、コンタクトとともに過ごしてきたといえます。ディフェンダーなので、エアバトルなど相手との接触も試合の中で多くあります。以前、相手選手の手が目に入り、コンタクトが取れた経験があり、試合には必ず予備のコンタクトを2枚用意するようにしています。昨年はケガをして、悔しい思いをしました。今年は、チームに貢献できるように、しっかり前を見据えてがんばります。

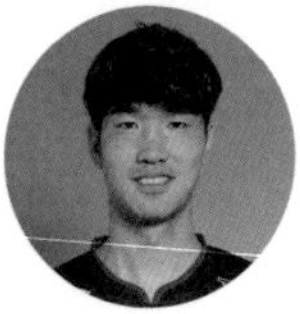

岩波 拓也（いわなみ・たくや）さん

プロサッカー選手（ヴィッセル神戸）

© VISSEL KOBE

年々視力が悪くなり、裸眼視力が0.6まで落ち、遠くが見えにくくなってきたなと感じていました。そこで、パレンテさんにサプライしてもらい、コンタクトをつけることにしました。視力が落ちていくたびに、視野が狭くなっているのを感じていたので、それが解消されたのは、プレーにいい影響が出ていると感じています。また、サポーターの皆さんに認めてもらえるよう、新しい自分でがんばっていきますので、応援よろしくお願いします。

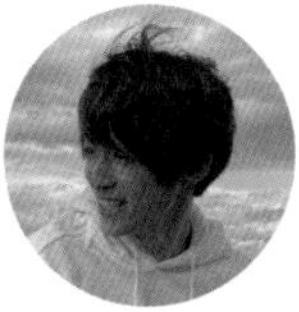

井上 潮音（いのうえ・しおん）さん

プロサッカー選手（横浜FC）

ヴィッセル神戸の選手時代に、パレンテさんが、スポンサードになっていただいてから、コンタクトをつけるようになりました。サッカーだと敵や味方の位置だけでなく、ボールの回転を把握することも、トラップやボールの軌道を予測するためによく見えることはとても大切です。よく見えるようになったおかげで、格段にパフォーマンスは上がりました。激しい接触ではずれることもあったので、今は試合には予備を必ず持参しています。

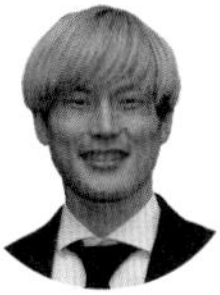

古橋 亨梧（ふるはし・きょうご）さん

プロサッカー選手（セルティックFC）

はっきり見えてプレーできると相手のちょっとした動きや視線がわかり、それによって、相手の逆を取ることができたり、1つ先を読めたりします。逆に、よく見えないとそういったことができなかったりミスが増えたりしてしまいます。そのため、よく見えるコンタクトは、僕にとって欠かせないパートナーです。海外のものがどれがいいのか、自分に合うのかがわからないので、パレンテさんの協力のもと、僕に合っているものを使い続けたいと思います。

※選手の所属に関しては、2024年4月現在のものです。

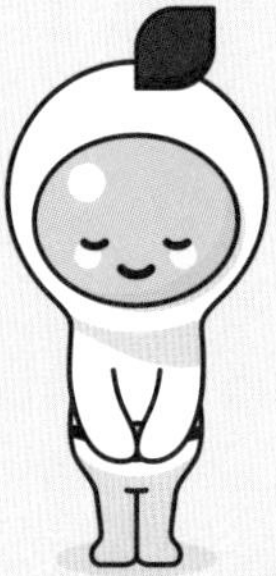

選手の皆さま
ご協力ありがとうございました!!

35

視力でゲームのパフォーマンスは変わる？

一瞬の判断が勝敗を左右する
eスポーツにおいて、視力はパフォーマンスに
どのように影響するのでしょうか？
パレンテがオフィシャルパートナーを務める
人気eスポーツチーム「Rush Gaming」
所属の3名にお話を伺いました。

正直、プロかプロじゃないかで
目の能力にそんなに差はない

kept選手

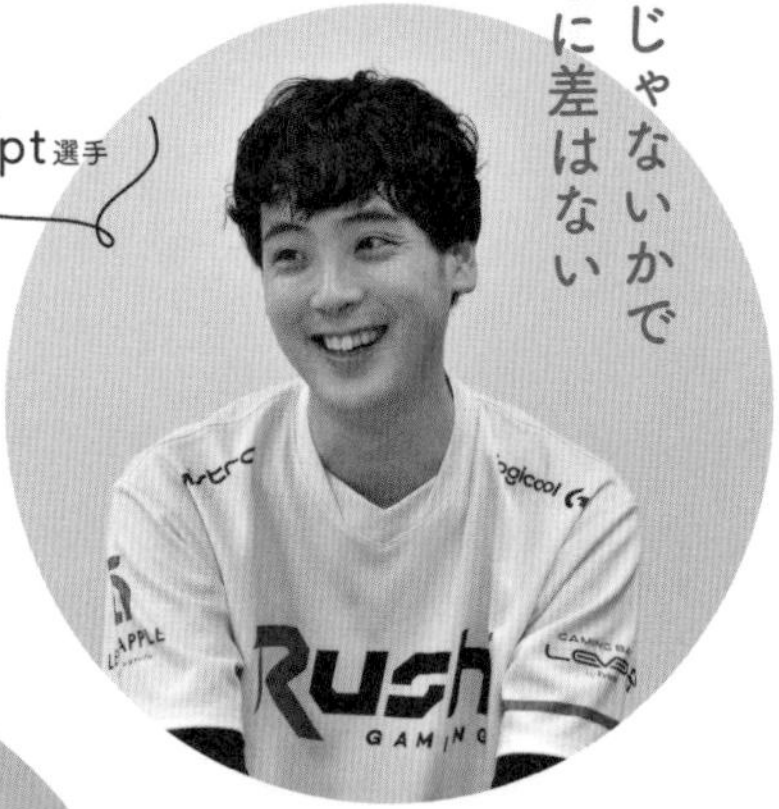

ストリーマー
GreedZzさん

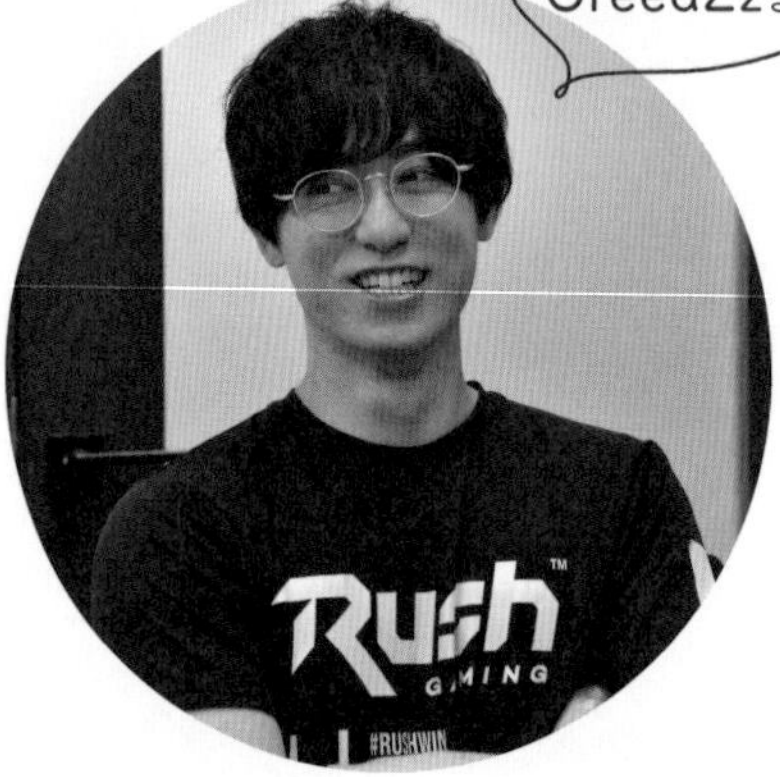

経験を積んでいけば、
目の使い方も
鍛えられていく

Gorou選手

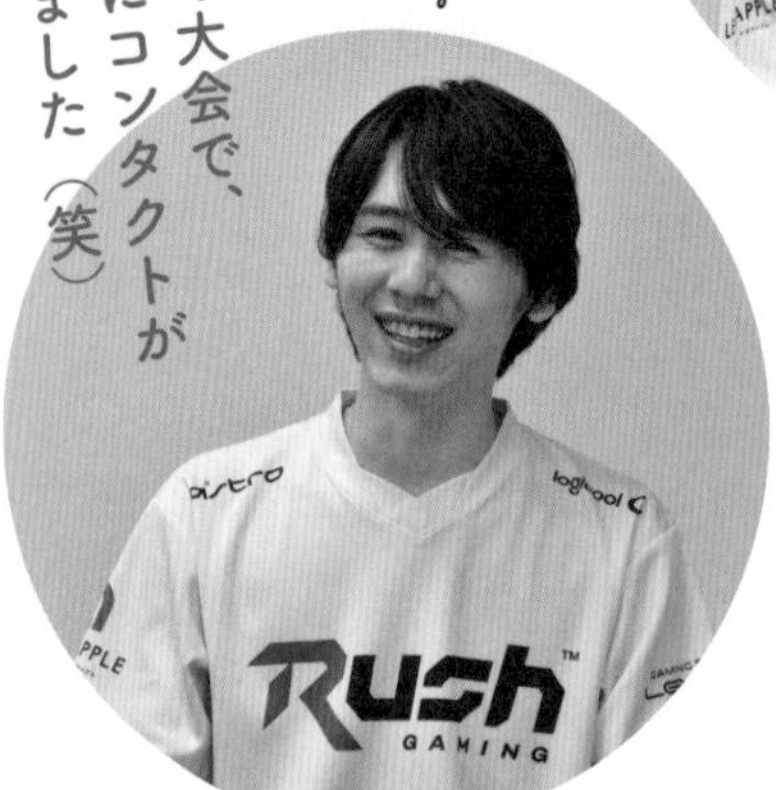

初めての大会で、
試合中にコンタクトが
はずれました（笑）

コンタクト選びのポイントは相性のよさ

——皆さん視力矯正をされているとお聞きしています。ゲームをするときはコンタクトとメガネ、どちらを使用されていますか？

kept（以下・k）両方使っています。出先で人と会ってプレイするときはコンタクト、家で1人の場合はメガネと使い分けています。

Gorou（以下・Go）基本的にゲームをするときはコンタクトですね。装着時間が長くなりすぎないように、ゲーム以外の時間はメガネをかけるようにしています。

GreedZz（以下・Gr）僕は10年以上メガネです。生まれつき目が弱くて、ドライアイの症状が強いので。

——コンタクトとメガネでゲームのしやすさや見え方に違いがありますか？

k　プレイ中に見え方は意識していないです。コンタクトだと若干乾きを感じるときがあるかな……くらいの違いでしょうか。

自分のジャンルである対戦格闘ゲームではヘッドフォンをすることがあまりないのですが、ほかのジャンルだとヘッドフォンをするとメガネが邪魔だと言う人もいますね。

Go　僕は鼻パットが苦手なので、メガネはあまり好きじゃありません。メガネの存在が気になって、集中力が切れてしまうんです。フレームが視界に入るのも煩わしく感じます。

——コンタクトを使いはじめたのはいつ頃ですか？　またゲーム中にコンタクトのトラブルを経験したことはありますか？

k　目が悪くなったのは小学校高学年の頃。中学で入ったサッカー部でゴールキーパーになったので、メガネでは危ないとコンタクトをつくったのが最初です。初めてつけたときから違和

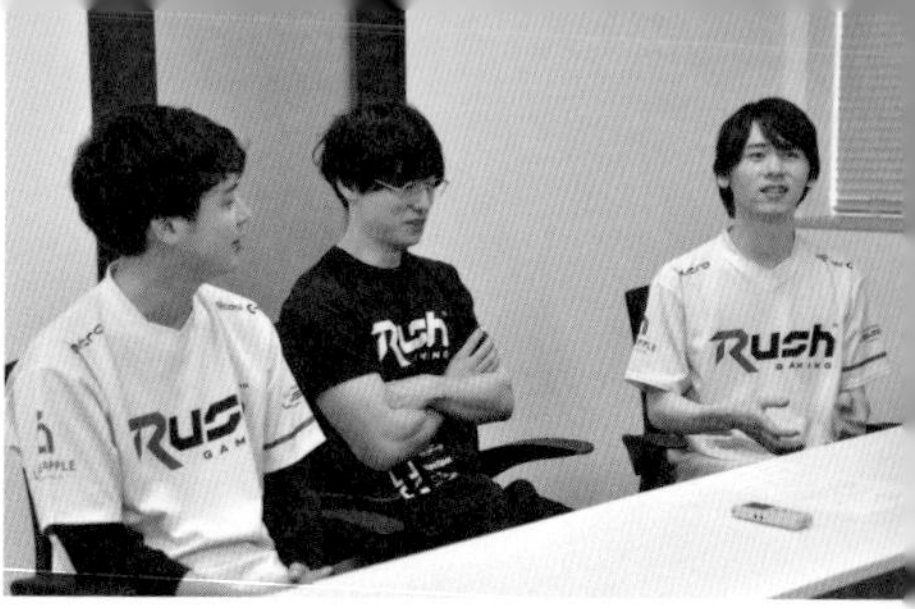

感など全然なくて、眼科医に驚かれたほどでした。これまでゲーム中のトラブルなどもありません。でも、日常生活でコンタクトをつけたまま寝てしまうといった失敗はたまにありますね（笑）。

Go 僕は18歳からです。初めてプロチームに所属し、オフラインの大会に出ることになった際、周囲から「ビジュアル的にコンタクトにしたほうがいい」と勧められたのがきっかけでした。そして、その大会で試合中にコンタクトがはずれるというハプニングに見舞われました（笑）。そのときは左がはずれたので、右もはずして裸眼でプレイしましたね。コンタクトにも相性があるみたいで、今は自分の目に合うコンタクトを見つけることができたので、ずっとそれを使っています。

――相性がいいコンタクトのポイントは？

Go それが正直よくわからなくて……。相性が悪いコンタクトはすぐに乾いて目から落ちやすいという印象です。実際にいろいろ試して装着時の違和感などを確認し、感覚的につけ心地が一番いいものを選んでいます。

k 自分も素材とか性能とかあまりわかっていませんが、つけたらゴロゴロしたり、乾きを感じるものは合わないなと思います。

試合開始1時間前のコンタクト装着がマイルール

――皆さん1日にどのくらいの時間ゲームをしていますか？　また、目の健康のためにどのようなケアをしていますか？

Gr 現役を引退しているので、今は1～3時間ですね。以前なら多いときは10時間以上やっていました。僕の場合、ケアというより治療の意味合いが強いですが、ドライアイを改善するため目薬はもちろん、アイシャンプーなどもしています。

k　プレイ時間は時期により結構ばらつきがあって、大会前だと10時間以上、平均すると5、6時間かと思います。本当にやりすぎると目がピクピクする症状が出たりするので、そういうときはアイマスクをして意識的に目を休ませるようにしています。

Go　僕も一度はじめると10時間くらいぶっ続けで練習したりします。長時間プレイしていてコンタクトが気になってきたら、そのまま続けても集中できず練習の質も下がるので、メガネに換えるようにしています。そのタイミングは体調次第で、たとえば寝不足のときはコンタクトをつけてすぐに目に違和感があったりするため、自分の感覚ですね。

あと、コンタクトはちゃんとはずして寝てます（笑）。アイマスクなんかはメガネと同じで、目や鼻の辺りに何かあるのが嫌だから、つけることでかえってストレスを感じてしまいます。

――子どもの頃「ゲームをすると目が悪くなる」なんて言われたりしましたが、そのように感じますか？

Gr　ゲームをどれだけ長時間やっていても視力がいい人はたくさんいるので、関係ないと思います。僕の母も生まれつき目が悪いので、視力は遺伝的なものが大きいんじゃないかな。

k　僕は兄の影響でゲームに触れるのが早かったので、視力が下がったのはゲームのせいだと思い込んでいましたが、考えてみれば兄は目がいい。結局関係ないですね。

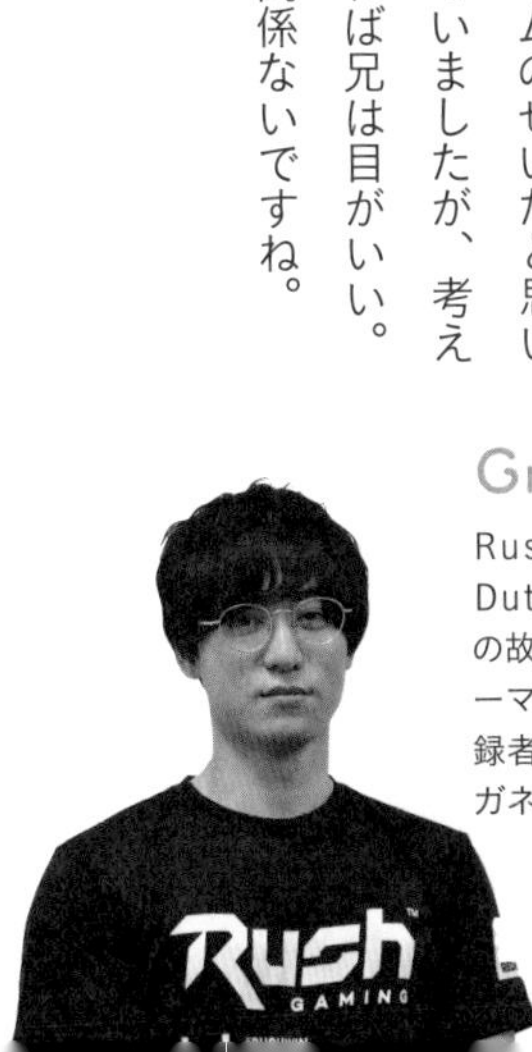

GreedZz

Rush Gaming共同創業者。「Call of Duty®」元日本代表リーダーを経て、目の故障により選手を引退。現在はストリーマー活動に主軸をおき、YouTube登録者数は約20万人を誇る。WAVEのメガネを愛用。

——試合の際にコンタクトに関して気をつけていることはありますか？

Go　試合の直前に装着すると、試合がはじまった段階でコンタクトがまだ目になじんでいないこともあったりするので、時間を逆算してつけるタイミングを考えています。オンラインの大会だったら1時間くらい前につけて練習し、ウォームアップしてから試合に臨むという感じです。

k　特に意識していることはないのですが、確かに直前につけるのは怖いかも。僕が出場するのは基本的にオフラインの大会なので、家を出る前にコンタクトをつけると、おのずと試合開始まで1、2時間になっていますね。

経験を積むことで目の使い方も鍛えられる

——プロゲーマーの方が目の能力に関して優れていると思う点はありますか？

k　プロって目がすごいんだろうなという見方をされることが多いですが、正直、目の能力にはそんなに差がなくて、結局はやり込みによる経験則だと思っています。

Gr　そうだね。ゲームで勝てるのは瞬間視のような要素ではなく、あらかじめ起こることがわかった状態でプレイしているから瞬時に反応できているだけ。

　ただ、ゲーム内で見たものを1㎜の誤差なく自分の思った通りに操作できるという点で、目と手の連動性は優れているのかもしれません。

Go　仲間内で周辺視野のテストをやったら、自分はかなりスコアがよかったです。もしかしたら、そういう能力もあるのかもしれないです。

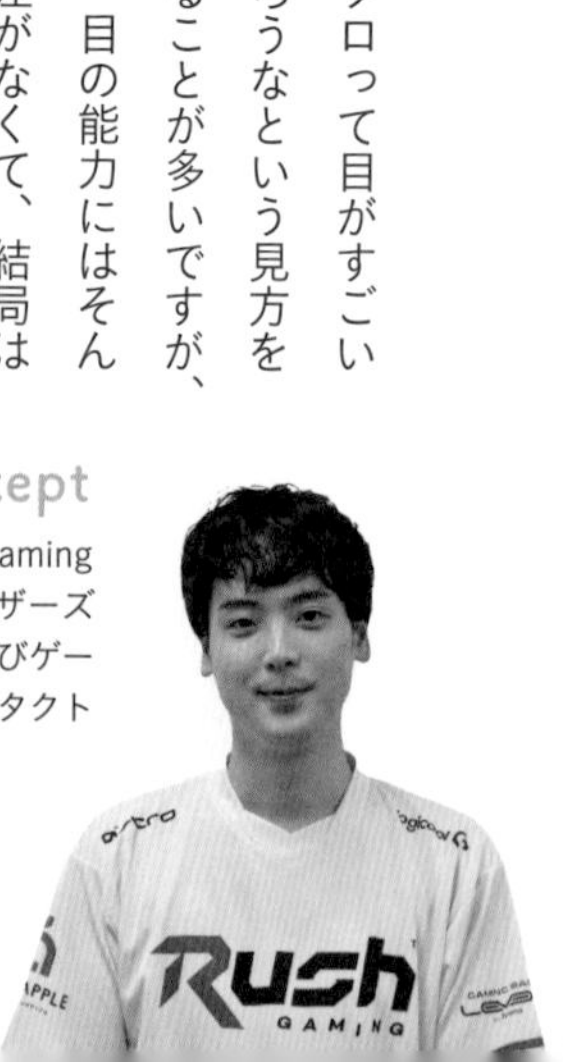

kept

2019年に独立し、2020年Rush Gaming加入。「大乱闘スマッシュブラザーズSPECIAL」などの競技活動およびゲーム配信活動を行う。使用中のコンタクトは「WAVEワンデー プレミアム」。

――ゲームをするときに一般の人でもマネできる目の使い方のコツはありますか？

Go　僕はFPS（ファーストパーソン・シューター）から格闘ゲームに転向していますが、FPSのほうが圧倒的に画面で見る場所が多いんです。たとえば、画面の左上に味方と敵の位置が見えるマップ、左下に残りの弾薬数、左の真ん中には試合のポイントなど、たくさんの情報が表示されている中でゲームのプレイ画面も見なければいけない。ただ、タイミングごとに見るべき場所が明確にあるので、「このタイミングでここを見る」というのを体に覚えさせるのが大事です。

格闘ゲームの場合は、自分のキャラと、敵のキャラがいますよね。周辺視野でぼんやり両方を見るのか、相手を集中して見るのか、無意識ではありますが、状況によって見方を変えていると思います。

k　上級者ほど相手をよく見ていますね。スポーツにも通ずるところで、たとえばバスケットボールだとすると、初心者は自分がドリブルしていることに集中してしまい相手を見る余裕がないけれど、うまい人は呼吸みたいにドリブルしながら相手の動きを見ている。それと同じことです。

Gr　勝ち負けを気にせず楽しくゲームをしていれば自然に経験値は上がるので、結局それが大切なのではないでしょうか。経験を積んでいけば、平行して目の使い方も勝手に鍛えられていくものだと思います。

――最後に今後の目標をお聞かせください。

k　国内外問わず、千人超えのスマブラの大型競

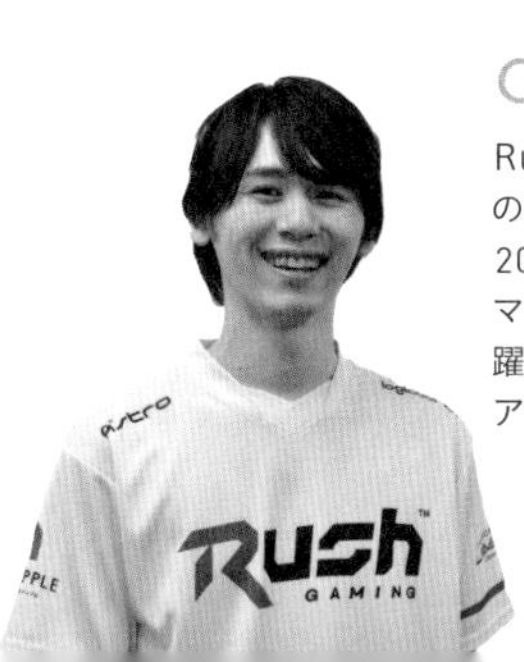

Gorou

Rush Gaming「Call of Duty®」部門のリーダーとしてチームを牽引した後、2023年にCoDプロ選手から格闘ゲーマーへ転身。解説やコーチングでも活躍している。コンタクトは「ワンデーアキビュー® オアシス®」を愛用中。

技大会でトップ8に入るのが今の目標です。また、20歳前後のプレイヤーがメインで活躍しているスマブラの競技シーンでは、自分は年齢がかなり上の層になっています。これからもできるだけ長く競技を続けていくために、目も体も大事にしつつ、研鑽《けんさん》を積んでいきたいです。

Go　1日に1個、2個と小さな成長を実感しやすいのがゲームのよさだと思っていて、みんなにそうした楽しさも知ってほしい気持ちから去年から格闘ゲームに移行し、まだまだ実力が足りていませんが、勝ち負け以上に成長を楽しみながら実力をつけ、結果につなげることができればと思っています。自分自身は去年からコーチング活動もしています。

　また、僕はコンタクトを使うようになってから明らかにパフォーマンスが出るようになったので、個人的にコンタクトとゲームの相性はすごくいいと思っています。視力が悪くて今メガネでゲームをしている人は、ぜひ一度コンタクトを試してみてください！

Gr　選手としての活動が一段落して、「さあこれからどうしようか」と考えているところではありますが、視力に何かしらの悩みを抱えている読者の皆さんに再度伝えたいのは、ゲームをやると目が悪くなるわけではないということ。コンタクトやメガネに抵抗がある人もいると思いますが、適切な矯正をしないとかえって目が疲労するので、前向きに視力矯正に取り組んで、ゲームを楽しんでください。

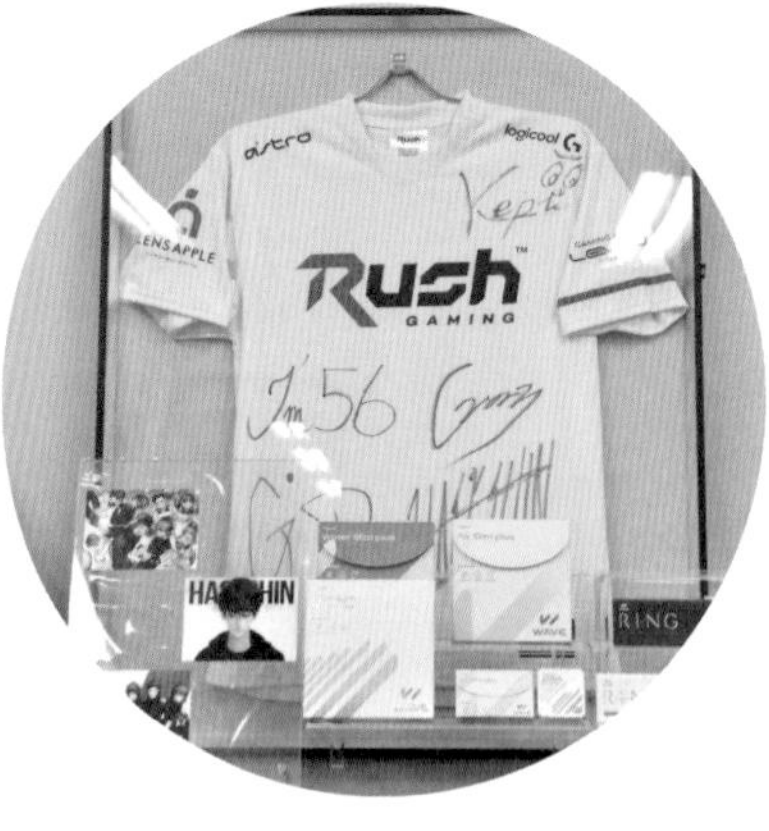

＼検証！／

ゲーム中のまばたきの回数はどれくらい減る？

人が考えながら会話をするとき、1分間のまばたきの回数は30〜40回。これに対してゲームのプレイ中など、画面に集中しているときには、まばたきの回数が減るといわれています。そこで今回、徹底検証を実施。Rush Gamingの皆さんのご協力のもと、取材中とゲームのプレイ中、それぞれ1分間のまばたき回数をカウントしてみました。

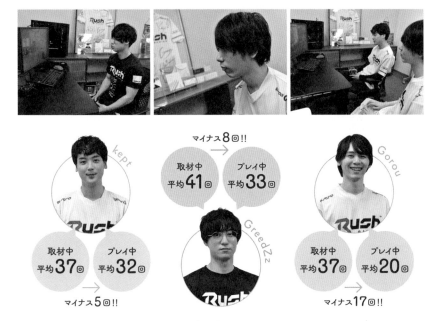

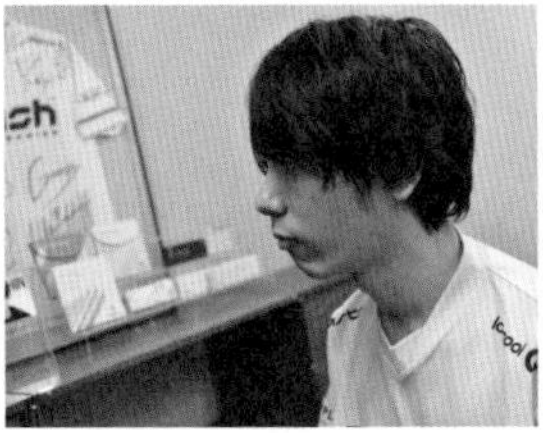

kept

取材中 平均37回 → プレイ中 平均32回

マイナス5回!!

GreedZz

取材中 平均41回 → プレイ中 平均33回

マイナス8回!!

Gorou

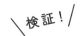

取材中 平均37回 → プレイ中 平均20回

マイナス17回!!

個人差はあれど、皆さん取材中よりもゲームのプレイ中のほうがまばたきが減るという結果に！ それだけ集中して目を使っているわけですから、やはり自分の目に合ったコンタクトと、日々のアイケアが大切ということですね。

ご協力ありがとうございました！

■この本で紹介したコンタクトの医療機器承認番号

販売名：SEED Hi-Siliconeワンデー
医療機器承認番号：30200BZX00117A04

販売名：1DAYメニコン　プレミオ
医療機器承認番号：22700BZX00303000

販売名：ワンデー アキュビュー® オアシス®
医療機器承認番号：22800BZX00049000

販売名：デイリーズ トータル1™
医療機器承認番号：22400BZX00407000

販売名：クラリティ　ワンデー
医療機器承認番号30200BZX00123000

販売名：ボシュロム アクアロックス® ワンデー UV シン
医療機器承認番号:30300BZX00128000

販売名：WAVEワンデー UV RING plus
医療機器承認番号: 23000BZX00073A01

販売名：WAVEワンデー UV Premium
医療機器承認番号：23000BZX00253A04

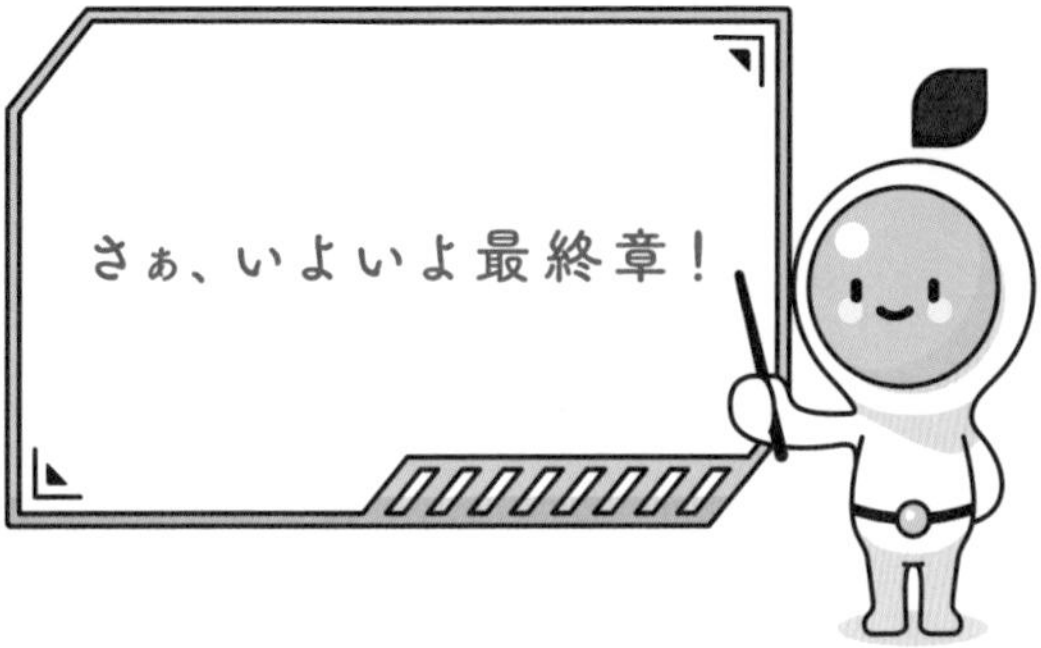

Part 5

コンタクトの都市伝説

36

カラコンをつけていると黒目に色が移る？

コンタクトに関して、「あれ、これって本当？」と思うような情報もときどき入ってきます。

そこで、この章では、そのような情報をまとめてみました。

まずは、カラコンをつけていると黒目に色が移るというもの。

ズバリ、カラコンの色素が黒目につくということは、可能性としてあります。と言っても、**カラコンを購入するときにちょっとだけ注意すれば防ぐことができる**ので、安心してくださいね。

色素の付着を防ぐために意識すべきは、カラコンの着色方法です。

カラコンの着色方法にはいくつか種類がありますが、最も安全性が高いとされているのが「サンドイッチ製法」と呼ばれる方式です。

名前の通り、透明なレンズ2枚の間に色素面が挟み込まれており、着色料が目に触れない構造になっています。

現在、日本で販売されているカラコンの多くがサンドイッチ製法を採用しているため、河内先生いわく、**黒目への色移りという症例は、実際のところほとんど見たことがない**そうです。

海外製の安価なコンタクトには注意を

一方で、安価な海外製のカラコンには要注意。レンズ自体に色素を直接プリントしたものもあり、こうしたコンタクトは色素面がそのまま露出しているため、**綿棒でこすると色が剥《は》げてしまいます。**

私も実際に綿棒でこすってみたことがありますが、色が剥げました。

つまり、着色料が目の中で溶け出してしまう危険があるということですから、お勧めはできません。

色素が目に与える影響についてはまだ明確にはわかっていませんが、黒目への付着により痛みを感じることはあり得るので、信頼できる販売店で**サンドイッチ製法のコンタクトを選ぶ**とよいでしょう。
雑貨店などで売っている安価なカラコンには、くれぐれもご注意を。

ただし、サンドイッチ製法のコンタクトは構造的にやや厚みがあり、酸素を通しにくいという面も。コンタクトの使用は1日12時間までとお伝えしましたが、**カラコンの場合は普通のコンタクトよりも装着時間は短めを意識**してみてください。

カラコンでおしゃれを長く楽しむためにも、色やデザインだけでなく、安全性にもこだわって、健康な目をキープしましょう。

サンドイッチ製法

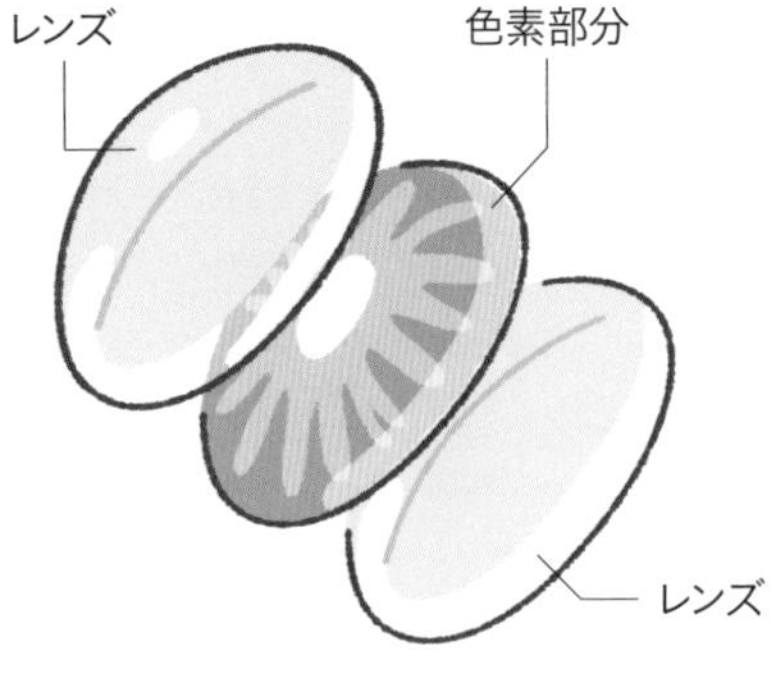

37

コンタクトが目の裏側に入って手術、これホント？

「コンタクトが目の裏側に入って取れなくなった！」……どこかで聞いたことがある話かもしれません。想像するだけで怖いですよね。

しかし、目の構造上、**コンタクトが目の裏側に入ってしまうことはありません！**

白目の表面を覆っている結膜は、まぶたの裏側とつながって袋状になっています。そのため、それより奥にコンタクトが入り込むということはないのです。

つけていたはずのコンタクトが「目の中でなくなった！」「見つからない！」というときは、大抵気がつかないうちにはずれてしまっているもの。

まずはコンタクトが床に落ちていないか、服にくっついていないかなど、冷静に探してみましょう。

慌てて指で眼球を触ったりすると黒目に傷をつけるかもしれないので、気をつけてくださいね。

コンタクトを探しても見つからない場合は、自分で見える範囲の外までずれていたり、折りたたまれて眼球とまぶたの間に挟まっていたりすることが考えられます。

いずれの場合も、まぶたをクルッとめくると隠れていたコンタクトが出てくるでしょう。ただ、自分でまぶたをめくるのは結構難しいので、眼科の受診をお勧めします。

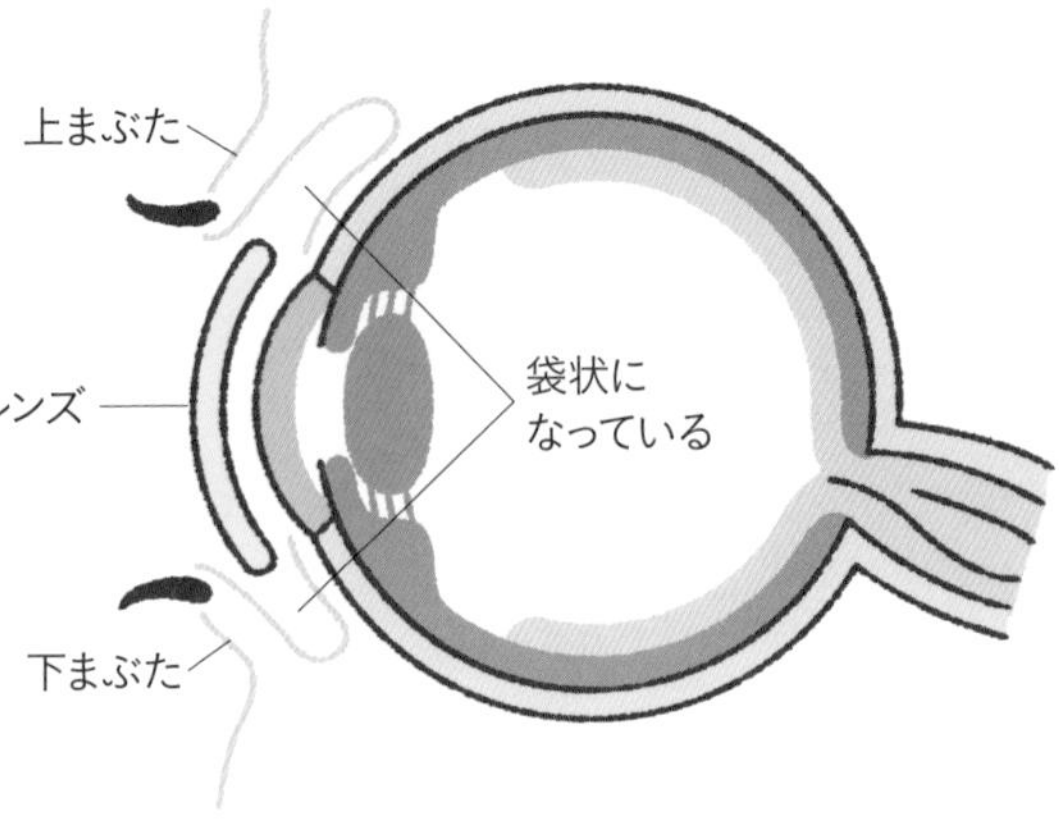

コンタクトが目の中で破れたら

なお、コンタクトを見失うと危険なケースもあります。

それは、目の中でコンタクトが破れたときです。

何度も強く目をこすったりすると、レンズが破損することもあるのです。


コンタクトの破れに気づいた場合は、すみやかに眼科へ。破片が結膜の袋の部分に残っていることもあり、トラブルの原因になりかねません。

眼科では生体染色によって、細かいものを発見し、取り残しがないようにします。

河内先生によると、眼科では目から取り出した破れたコンタクトをパズルのように組み合わせ、目の中に残っている部分がないかを確認するのだそう。

受診の際は、破片も含めて自分で取り出したコンタクトを全部持っていくようにしてください！

38

宇宙でもコンタクトはつけられる？

無重力の宇宙で、コンタクトは使えるのか？　目が悪い人はどうしているのだろうか、なんてことを考えたことはあるでしょうか？

コンタクトは角膜に密着しているため、無重力でもはずれてしまうといった影響はありません。

また、無重力状態でコンタクトを装着するのは難しそうに思えますが、特に難しくはないのだそうです。

ただ、ケアは難しいので使い捨てのコンタクトを使用するのだとか。

ちなみにＪＡＸＡ（宇宙航空研究開発機構）の宇宙飛行士候補者募集要項では、視力に関して両眼ともに矯正視力が１・０以上かつ色覚が正常であることが応募条件です。

ですから、目の悪い人でもあきらめなくて大丈夫。**コンタクトを使って1・0まで矯正できれば、宇宙飛行士になれる可能性があるのです！**

実際、NASAの宇宙飛行士がアルコンのコンタクトをつけて宇宙に行った事例もあります。

世界140カ国以上で製品を提供しているアイケアの総合カンパニーであるアルコンは、独自のテクノロジーで過酷な環境にも対応できるコンタクトを開発してきました。

これまでに宇宙飛行士のほか、エベレストの登頂に成功した女性登山家や素潜りで驚異的な記録を樹立したダイバーなどもアルコンのコンタクトを採用しています。

宇宙に滞在すると視力が下がる？

また、宇宙に長期滞在した人たちは、人体にもいろいろな変化が起こるといわれています。
たとえば骨や筋肉が弱くなったり、重力の影響がなくなることで血液などの体液が上半身に集まり、顔が丸くなったりします。
そして眼球の変化もその1つだそう。

実際、宇宙滞在中に視力が低下したり、遠視化して近くのものが見づらくなったり、視野の一部に白い斑点が見えたりする症状が報告されており、これらは「宇宙飛行関連神経眼症候群（SANS）」と呼ばれています。

宇宙ステーションでは、このような目への影響を予防し、宇宙飛行士の視力を維持する方法を日々研究しているのだそうです。

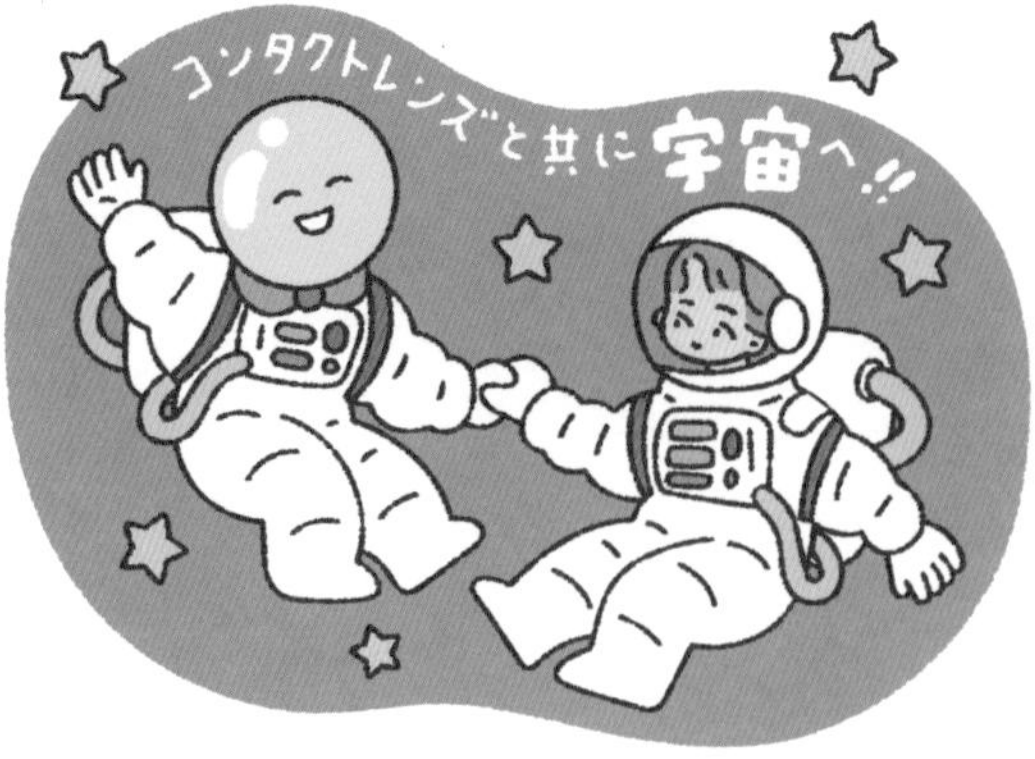

39 「ARコンタクト」って実現するの？

自分の目で見ている現実世界にさまざまなデジタル情報を重ね合わせて表示するAR（拡張現実）。スマートフォンのゲームやカメラアプリなどで実際に使ったことがある人も多いのではないでしょうか。

そして、現在世界中の企業や研究機関で研究開発が進められているのが「ARコンタクト」です。

ARコンタクトとは、コンタクトにディスプレイや無線通信機能、モーションセンサーなどを搭載し、一般的なコンタクトと同じように目に装着することで、視界に画像や文字などのデジタル情報を表示させることができるデバイスです。

視線を動かすことで操作ができ、画面のクリックやスワイプなどの操作が不要になるため、完全なハンドフリーが実現すると期待されています。

たとえば、運転やトレーニングの最中、あるいは災害救助などの緊急時にも、動作を中断することなく、ほしい情報にアクセスできるのです。

これまでARコンタクトの開発において先端を走ってきたのが、アメリカのMojo Vision社が2020年1月に発表した「Mojo Lens」です。2022年3月には、基本的な機能の開発と実装がおおかた完了したことが発表されましたが、残念ながら現在は資金難で開発が中断しています。今後の動向に注目しましょう。

コンタクト技術はまだまだ進化する

また、次世代のコンタクトはARコンタクトのほかにもあります。

近年注目されている手術要らずの近視の治療法「オルソケラトロジー」に用いられるのは特殊にデザインされたハードコンタクト「オルソケラト

ロジーレンズ」。

これを就寝時に装着すると、寝ている間にレンズが角膜を圧迫し、角膜を適切な形状に矯正してくれます。起床後レンズをはずしても角膜の形状は一定の間維持されるため、日中は裸眼で過ごすことができるのですから画期的です。

視力の矯正法としては、目の中に小さなコンタクトを埋め込む「ICL（眼内コンタクトレンズ）」の認知も広がりつつあります。

技術の進化は日進月歩ですから、今後もさまざまな形でコンタクトが活用されていくことでしょう。未来のコンタクトを楽しみにしたいと思います。

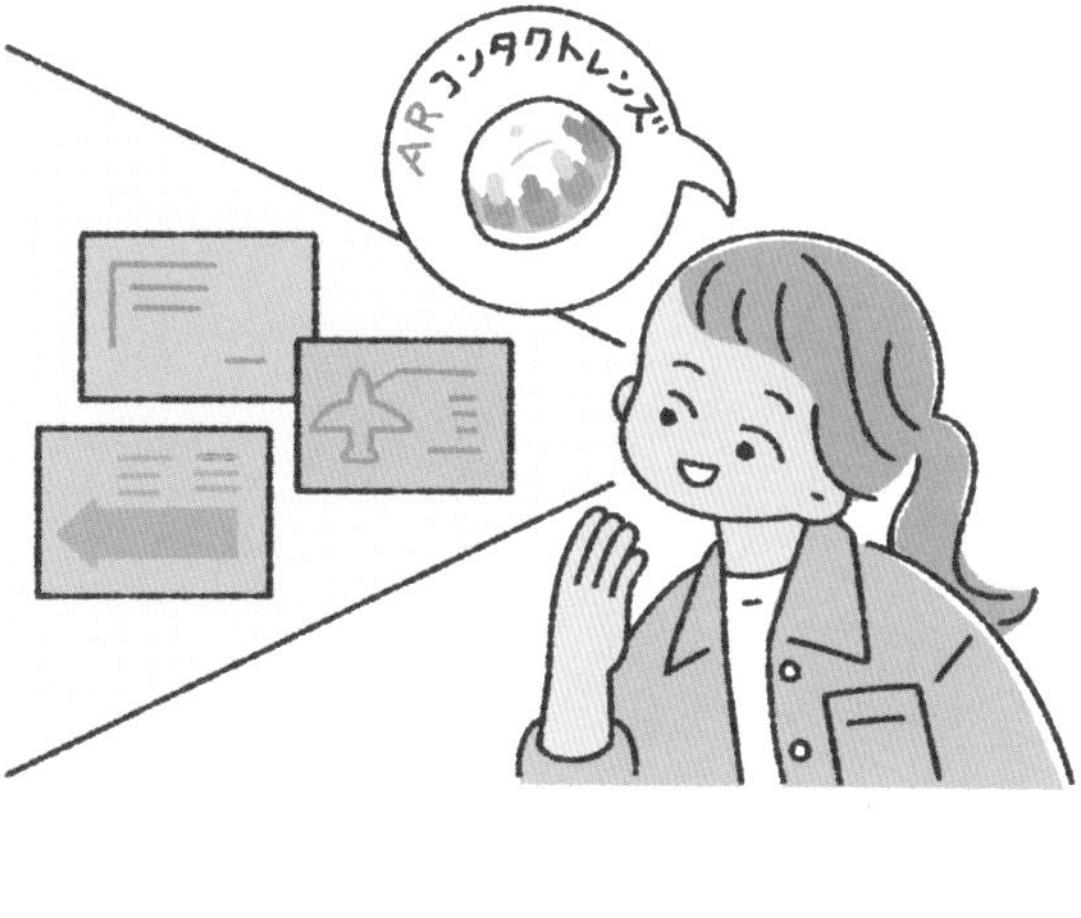

40

コンタクトは
レオナルド・ダ・ヴィンチが発明した？

今や日常生活になくてはならないコンタクトですが、そもそもの誕生はいつなのかをご存じですか？

実は、コンタクトの開発につながる原理を発見したのは、レオナルド・ダ・ヴィンチだといわれています。

1508年、ダ・ヴィンチは水を満たしたガラスボールに顔をつけて目を見開くと、網膜にどのような像が映るか実験を行いました。そして、外の景色が違って見える現象を発見。これがコンタクトのはじまりというのが通説です。

コンタクトに500年以上もの歴史があるなんて、驚きますよね。

それでは、その後のコンタクトの歩みを簡単にご紹介します。

視力矯正用のコンタクトが誕生したのは、ダ・ヴィンチの発見から300年以上も経った1888年頃のこと。スイスの眼科医、オーゲン・フィックがウサギの目で型をとったコンタクトを作製。近視である自身の目に装着し、視力の矯正を試みました。

コンタクトがガラス製だったため、重くて装着感もかなり悪かったようです。

日本眼科学会が発刊した『コンタクトレンズ診療ガイドライン（第2版）』によると、オーゲン・フィックが一連の研究成果をまとめた著書のタイトル『Eine Contactbrille』の「Contactbrille（接触眼鏡）」が、現在私たち

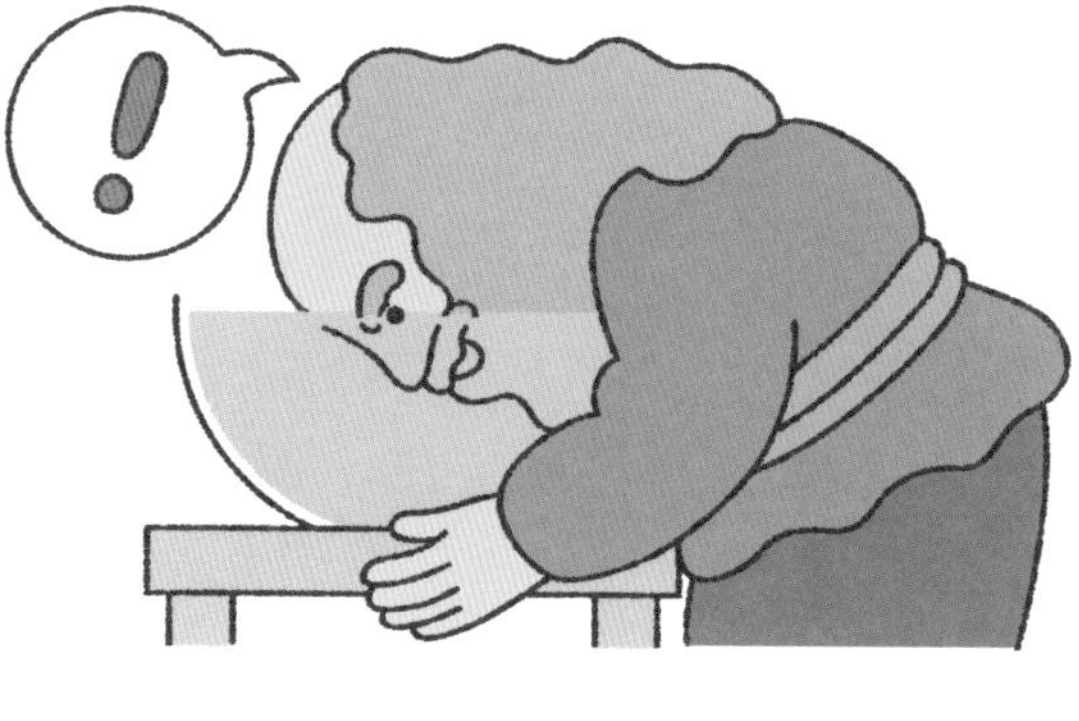

が使っている「コンタクトレンズ」という名称の語源だとされています。

その後、快適な装着感を実現するため、コンタクトはさまざまな形で改良されてきました。

1938年にPMMA（ポリメチルメタクリレート）というアクリル樹脂素材を用いた初代ハードコンタクトが登場。

1961年には、水分を含み、弾力性にも優れたやわらかい素材を使用したソフトコンタクトの製法が確立されました。

国内初のコンタクト

日本国内で初めてコンタクトが処方されたのは1951年。

当時名古屋大学の講師であった眼科医の水谷豊氏が、角膜が突出してくる「円錐角膜《えんすいかくまく》」を患う高校生にPMMA製のハードコンタクトを作製し、国内で初めて視力矯正の臨床実験に成功しました。

当時のコンタクトは酸素透過性などの問題が多くあり、安全に装着できる時間は短かったそうです。

それから70年超が経ち、**今や日本のコンタクト市場規模はアメリカに次ぐ世界第2位**です。

機能や種類が多様化し、ユーザー1人ひとりが自分のライフスタイルに合ったコンタクトを選ぶことができる時代になっています。

ここに至るまでには、多大な時間と数多くの先人たちの努力、たゆまぬ技術の進化があったのです。

おわりに

私が、まったくの異業種からコンタクト業界に身を投じたのは、今から約13年前です。

それまで、いろいろな商売に携わってきましたが、常に心にとめていたのが、「今の消費者は賢い」ということです。

webサイトやSNSを使って、情報を調べて知っている。そういう人たちに商品を買ってもらうためには、売る側は、オタクにならないとダメです。

オタクレベルの知識を持っていないと、どこが訴求ポイントになるのかわかりませんから。

それに、商品を提供する側がどれだけ商品のことを愛しているのかというのもすべてばれる時代です。

愛は、その人（もの）を知ることからはじまります。

だからこそ、私は、必死になってコンタクトのことを調べました。

いろいろなメーカーの方たち、河内先生をはじめとした眼科の先生などから話を聞き、**200を超えるさまざまなコンタクトの種類を自らつけて、つけ心地などを確認する**といったこともしてみました。

今でこそ「カラコン男子」などという言葉も聞かれるようになりましたが、おそらくかなり初期のほうに、私はつけていたと自負をしております。

コンタクトをネットで購入するという文化が根付いたこともあり、おかげさまで「レンズアップル」をはじめとする私たちが運営するECサイトは、売上を伸ばしていき、多くのユーザー

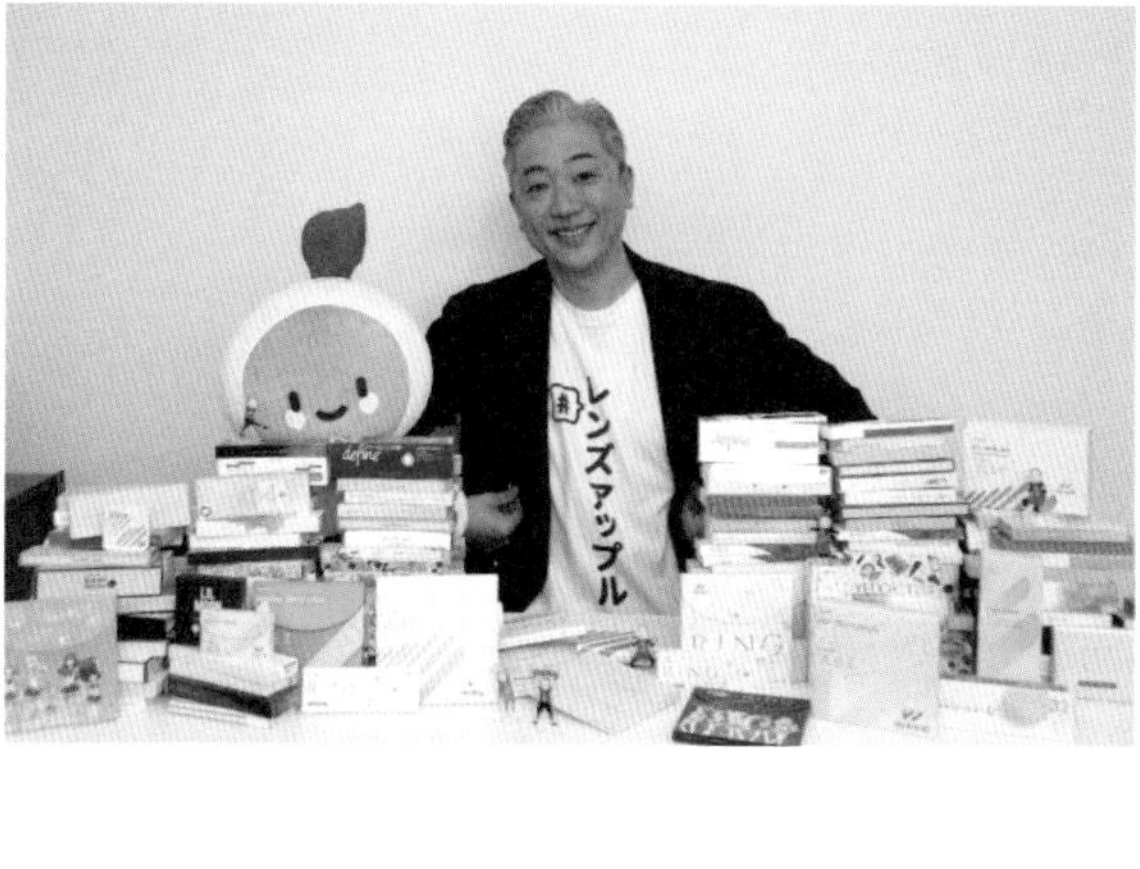

さんたちと関わることができました。

その中で感じたのが、コンタクトについて積極的に情報収集をしている人が少ないということです。

それは、おそらく情報を知らなくても別に見えなくなるわけではないですし、さほど影響がないからだと思います。

しかし、これまで述べてきましたように、たとえすぐには影響が出ないまでも、間違った使い方は、大事な臓器の1つである目を傷めてしまうことにもつながります。

また、先ほど、愛はその人（もの）を知ることからはじまるといいましたが、コンタクトを知ることによって、毎日のパートナーであるコンタクトについて愛着がわき、つけていることがもっと楽しくなるのではないかと考えています。

見えるをもっと、楽しく。

見えるをもっと、手軽に。


これは、私たちが提供するＷＡＶＥブランドのコンセプトです。

コンタクトレンズ（＝視覚）に関わるお仕事をしていることもあり、視覚は五感の中でも、とくに人生を豊かにする感覚であると思っています。

見えることの楽しさや手軽さを追求しつつ、商品やサービス開発の際には、安全性よりも利便性が上回らないことをサービスポリシーとしています。

人の暮らしや心を豊かにするために

また、私たちパレンテの企業理念が**「すべての人に、選択する価値を提供する。」**というものです。

それは商品の選択というだけでなく、すべての人が、自分がやりたい、こういうことをしてみたい、という選択をできる社会を実現したいという思いがあったからです。

多くの人がさまざまな選択ができる社会、それこそが、人の暮らしや心が豊かな社会ではないでしょうか。

そして、人の暮らしや心が豊かな社会に、私も、そして会社も存在できれば、こんな素晴らしいことはないのではないでしょうか。

当社には、視覚障がい者がヘルスキーパーとして従事しており、社員は勤務時間内に20分間のマッサージが受けられます。

そこでの彼との関わりを通して、「世の中には見えていないことがたくさんある」という気づきも与えてもらっています。

また、点字ブロックにストリートアートを施すことで、視覚障がい者の方々が街を安心して歩ける、そして楽しむことができる世の中を目指す「STREET ART LINE PROJECT」の活動に賛同し、協賛させていただきました。

さらに、プロジェクトで使用されたアートをＷＡＶＥチャリティＴシャツとして販売し、その売上をプロジェクトと視覚障がい者の方々への支援として全額寄付しております。

ほかにも、一般社団法人　全日本知的障がい者スポーツ協会（ＡＮｉＳＡ）様への協賛を通じて、障がい者スポーツを支援しています。

このような活動も、随時さまざまな媒体で発信していきたいと考えています。

最後までお読みいただきありがとうございました。

皆さんの見える世界がもっと楽しいものになりますように。

コンタクト社長　吉田忠史

いつも使っているコンタクトレンズのことを、あなたはほとんど知らないかもしれない

あなたの大切な目を守る40の方法

発行日　2024年 6月10日　第1刷

著者　吉田忠史
監修　河内敏

本書プロジェクトチーム
編集統括　柿内尚文
編集担当　中村悟志
企画協力　瀬戸口尚（日本アド）
編集協力　渡邉光里、土屋まり子（3season）、水本晶子、城台晴美
デザイン　蓮尾真沙子（tri）
カバーイラスト　ゆうこあら
本文イラスト　あなんよーこ
校正　中山祐子
撮影　村尾香織
ヘアメイク　齋藤悠
DTP　ユニオンワークス

営業統括　丸山敏生
営業推進　増尾友裕、綱脇愛、桐山敦子、相澤いづみ、寺内未来子
販売促進　池田孝一郎、石井耕平、熊切絵理、菊山清佳、山口瑞穂
吉村寿美子、矢橋寛子、遠藤真知子、森田真紀、氏家和佳子
プロモーション　山田美恵
講演・マネジメント事業　斎藤和佳、志水公美

編集　小林英史、栗田亘、村上芳子、大住兼正、菊地貴広、山田吉之、大西志帆、福田麻衣
メディア開発　池田剛、中山景、長野太介、入江翔子
管理部　早坂裕子、生越こずえ、本間美咲
発行人　坂下毅

発行所　株式会社アスコム

〒105-0003
東京都港区西新橋2-23-1　3東洋海事ビル
編集局　TEL：03-5425-6627
営業局　TEL：03-5425-6626　FAX：03-5425-6770

印刷・製本　株式会社光邦

Printed in Japan ISBN 978-4-7762-1337-6